徐廷翰

川派中医药名家系列丛书

毛 红 主编

中国中医药出版社

·北 京·

图书在版编目（CIP）数据

川派中医药名家系列丛书.徐廷翰/毛红主编.—北京：中国中医药出版社，2015.11

ISBN 978 - 7 - 5132 - 2788 - 9

Ⅰ.①川… Ⅱ.①毛… Ⅲ.①徐廷翰（1944—2010）—生平事迹②痔—中医学—临床医学—经验—中国—现代 Ⅳ.① K826.2 ② R266

中国版本图书馆 CIP 数据核字（2015）第 243317 号

中国中医药出版社出版

北京市朝阳区北三环东路 28 号易亨大厦 16 层

邮政编码 100013

传真 010 64405750

三河市鑫金马印刷有限公司印刷

各地新华书店经销

*

开本 710×1000 1/16 印张 7.75 彩插 1 字数 120 千字

2015 年 11 月第 1 版 2015 年 11 月第 1 次印刷

书号 ISBN 978 - 7 - 5132 - 2788 - 9

*

定价 32.00 元

网址 www.cptcm.com

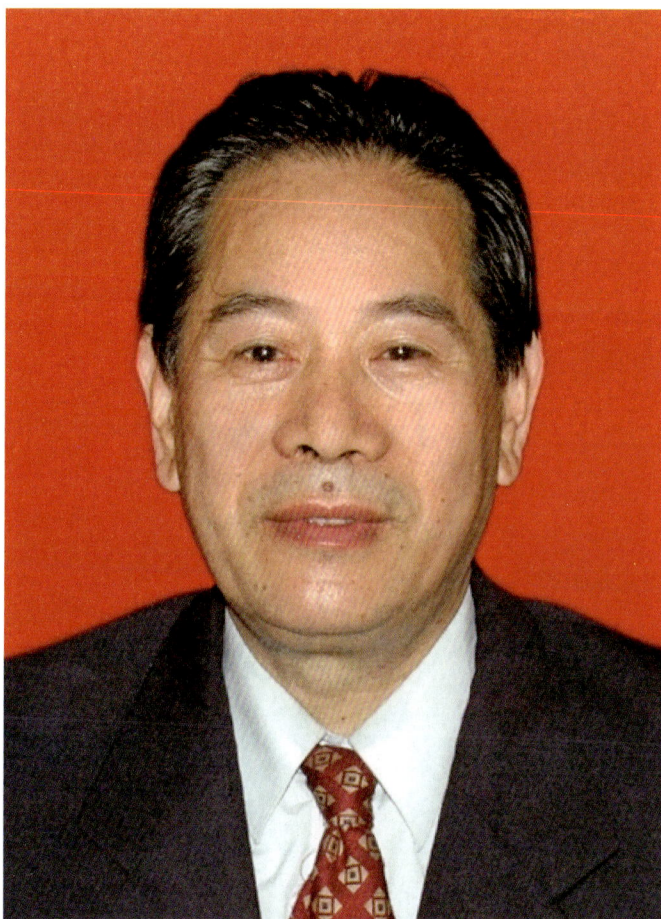

徐廷翰教授

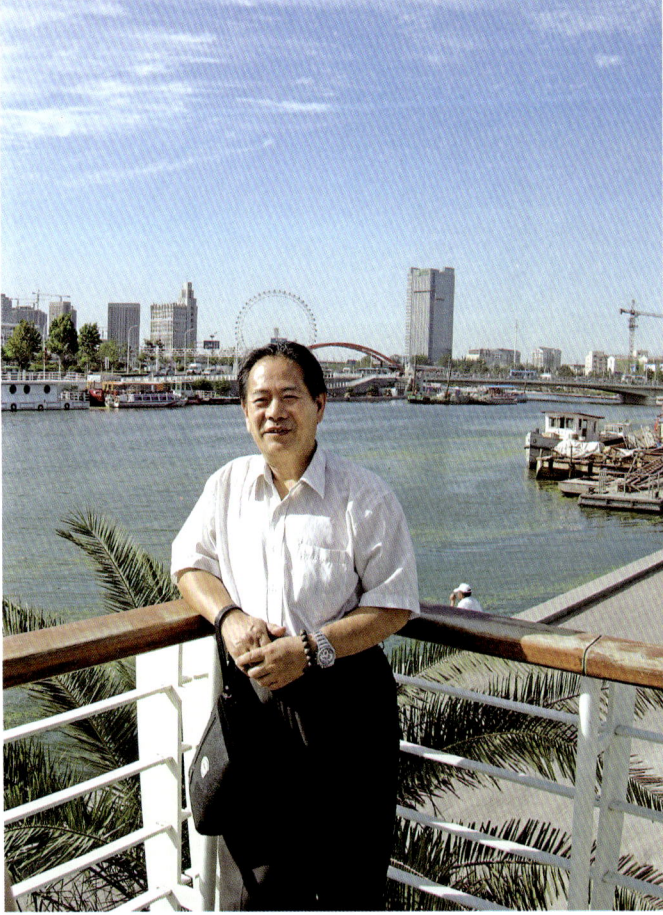

徐廷翰教授在天津滨海新区留影

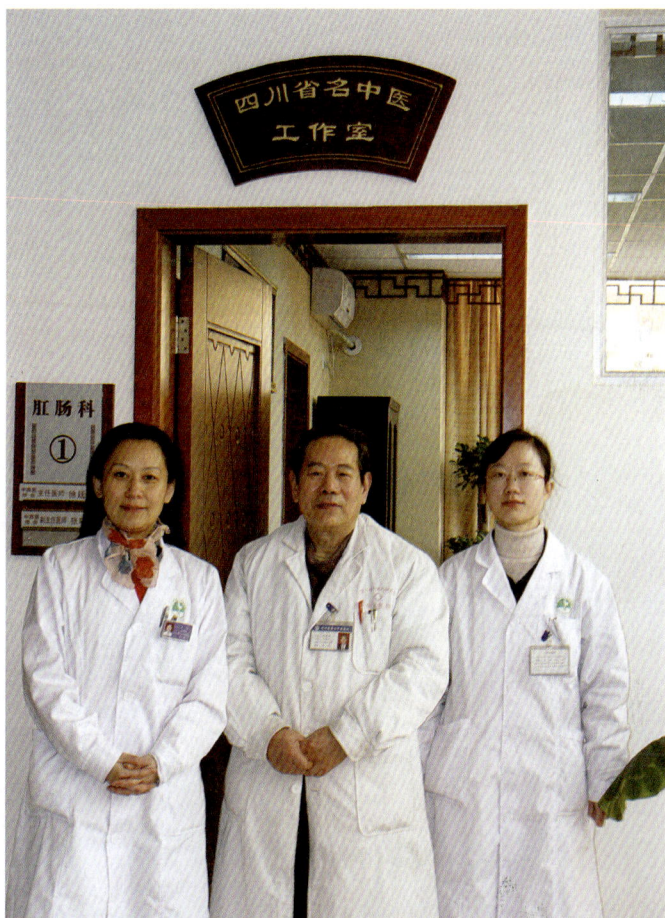

徐廷翰教授工作室成员

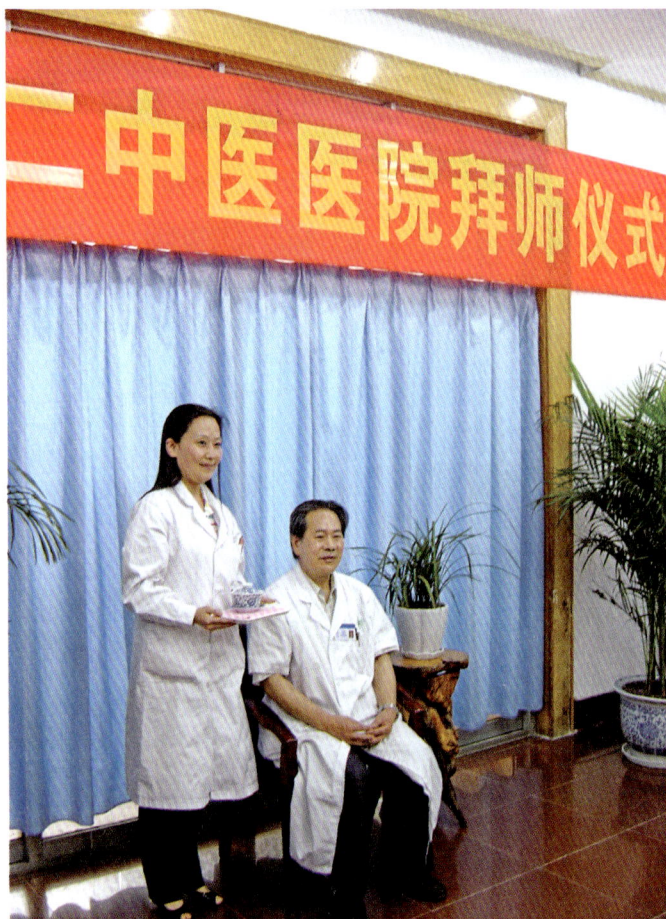

学术传承拜师仪式

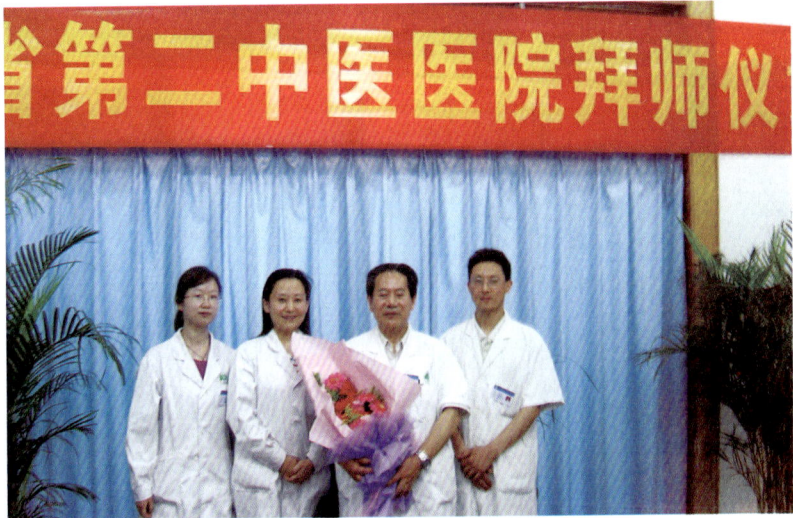

徐廷翰教授和他的学术传承学生

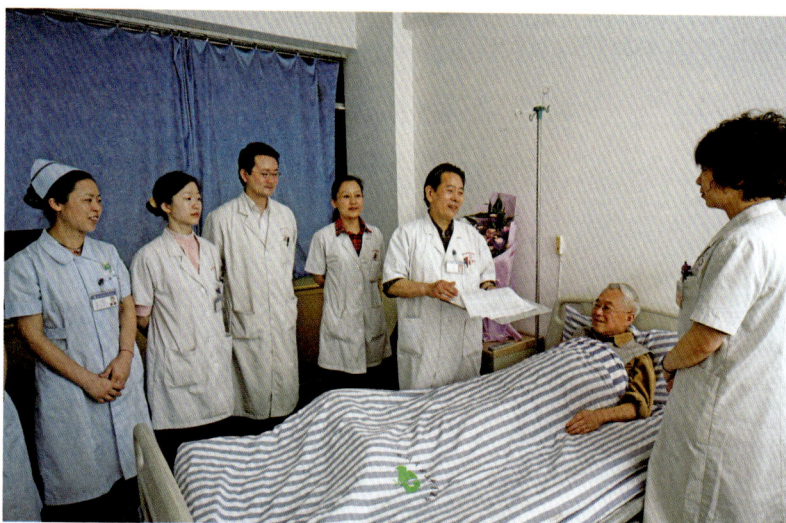

徐廷翰教授坚持制度定期查房

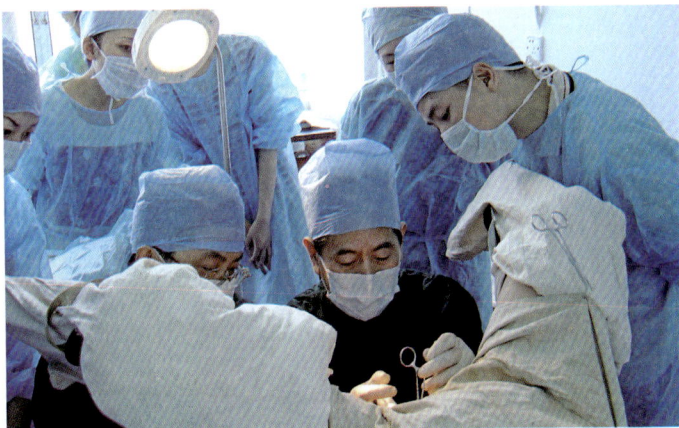

徐廷翰教授以身示教传授特色疗法

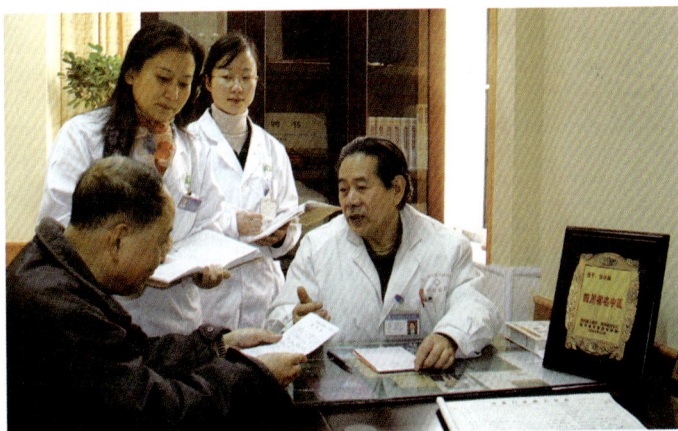

徐廷翰教授门诊示教

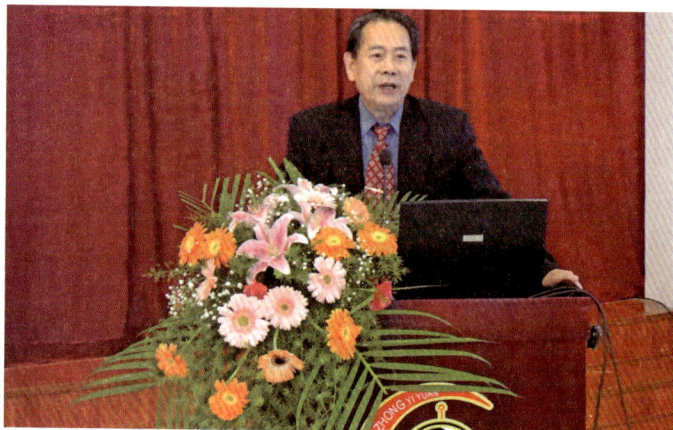

徐廷翰教授进行学术交流

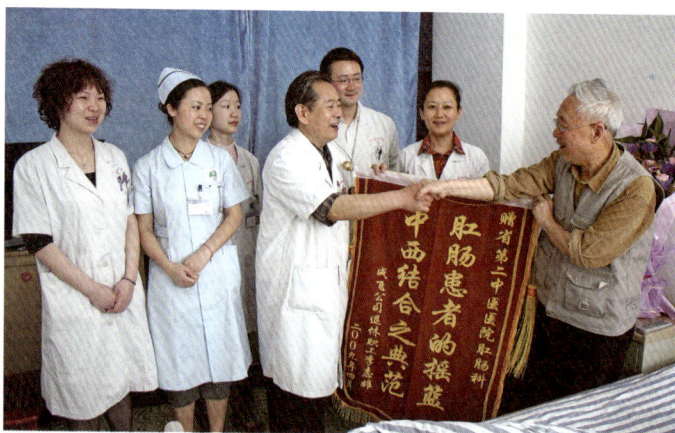

病人赠予徐廷翰教授锦旗

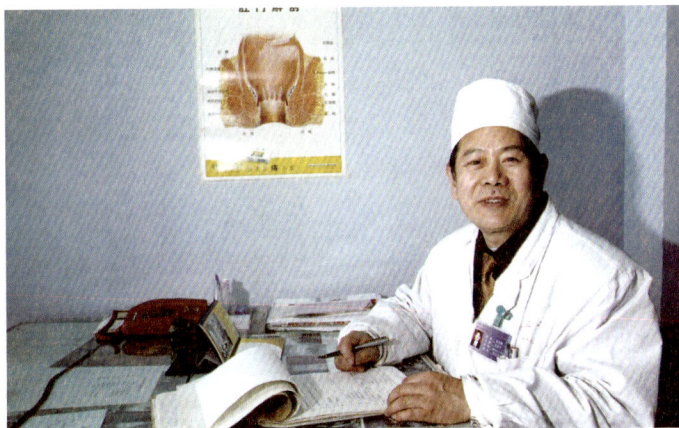

徐廷翰教授严格按照要求审阅病历

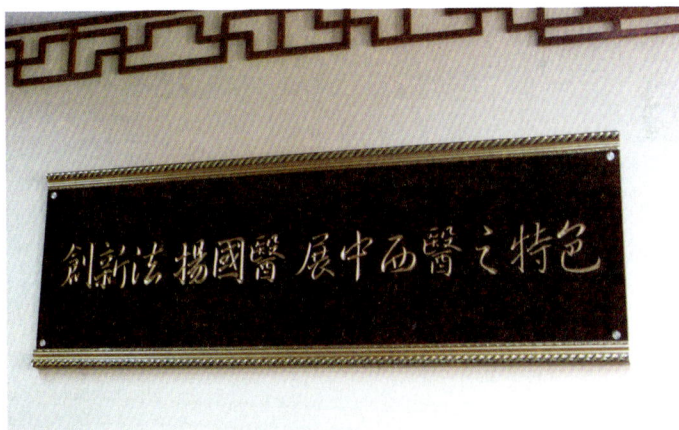

徐廷翰教授名言

中西医结合
大肠肛门病研究新进展

ZHONGXIYI JIEHE

DACHANG GANGMEN BING

YANJIOU XINJINZHAN

■ 主审　吴佐周　吴菲　张东铭
　　　周总光　李雨农
■ 主编　徐廷翰　欧亚龙

四川出版集团·四川科学技术出版社

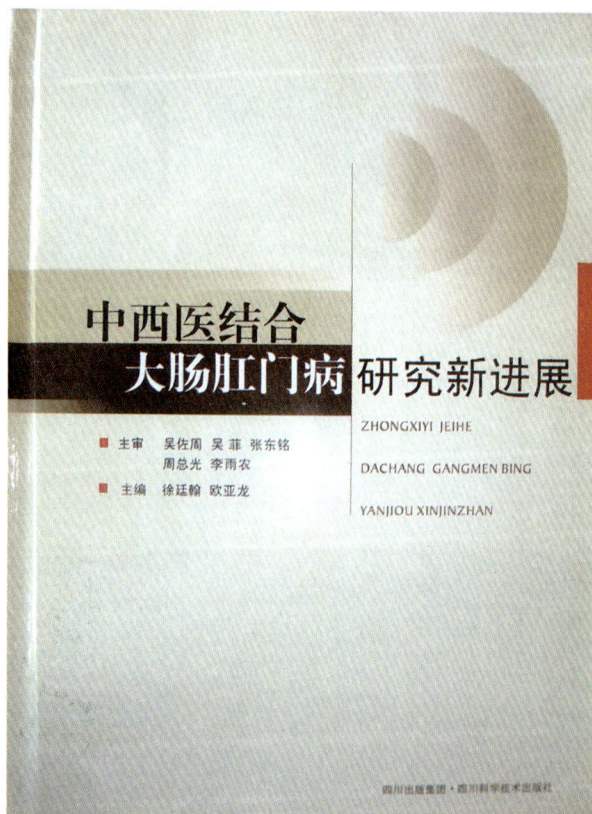

徐廷翰教授著作

中国痔瘘诊疗学

当代中医名家经典丛书

四川出版集团·四川科学技术出版社

主编 徐廷翰

徐廷翰教授著作

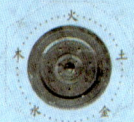

中国痔瘘诊疗学是一门建立在中医独特的理论体系上，并结合了现代医学技术，手段而形成的临床学科。中医学源远流长，单在夏商时期的甲骨文上就有对"痔""瘘"病的记载，在数千年的历史长河中，中医治疗痔瘘积累了良好的效果，如"挂线疗法治痔瘘"延用至今。

发 明 专 利 证 书

发 明 名 称：治疗痔疮的中药植入剂及其生产方法

发 明 人：徐廷翰；毛红

专 利 号：ZL 2010 1 0113970.4

专利申请日：2010 年 02 月 25 日

专 利 权 人：四川省中医药科学院中医研究所

授权公告日：2012 年 01 月 11 日

　　本发明经过本局依照中华人民共和国专利法进行审查，决定授予专利权，颁发本证书
并在专利登记簿上予以登记。专利权自授权公告之日起生效。

　　本专利的专利权期限为二十年，自申请日起算。专利权人应当依照专利法及其实施细
则规定缴纳年费。本专利的年费应当在每年 02 月 25 日前缴纳。未按照规定缴纳年费的，
专利权自应当缴纳年费期满之日起终止。

　　专利证书记载专利权登记时的法律状况。专利权的转移、质押、无效、终止、恢复和
专利权人的姓名或名称、国籍、地址变更等事项记载在专利登记簿上。

局长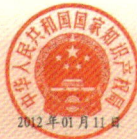

2012年01月11日

第 1 页（共 1 页）

徐廷翰教授的发明专利证书

杨序————加强文化建设，唱响川派中医

四川，雄居我国西南，古称巴蜀，成都平原自古就有天府之国的美誉，天府之土，沃野千里，物华天宝，人杰地灵。

四川号称"中医之乡、中药之库"，巴蜀自古出名医、产中药，据历史文献记载，从汉代至明清，见诸文献记载的四川医家有 1000 余人，川派中医药影响医坛 2000 多年，历久弥新；川产道地药材享誉国内外，业内素有"无川（药）不成方"的赞誉。

医派纷呈　源远流长

经过特殊的自然、社会、文化的长期浸润和积淀，四川历朝历代名医辈出，学术繁荣，医派纷呈，源远流长。

汉代以涪翁、程高、郭玉为代表的四川医家，奠定了古蜀针灸学派。郭玉为涪翁弟子，曾任汉代太医丞。涪翁为四川绵阳人，曾撰著《针经》，开巴蜀针灸先河，影响深远。1993 年，在四川绵阳双包山汉墓出土了最早的汉代针灸经脉漆人；2013 年，在成都老官山再次出土了汉代针灸漆人和 920 支医简，带有"心""肺"等线刻小字的人体经穴髹漆人像在我国考古史上是首次发现，应是迄

今我国发现的最早、最完整的经穴人体医学模型，其精美程度令人咋舌！又一次证明了针灸学派在巴蜀的渊源和影响。

四川山清水秀，名山大川遍布。道教的发祥地青城山、鹤鸣山就坐落在成都市。青城山、鹤鸣山是中国的道教名山，是中国道教的发源地之一，自东汉以来历经2000多年，不仅传授道家的思想，道医的学术思想也因此启蒙产生。道家注重炼丹和养生，历代蜀医多受其影响，一些道家也兼行医术，如晋代蜀医李常在、李八百、宋代皇甫坦，以及明代著名医家韩懋（号飞霞道人）等，可见丹道医学在四川影响深远。

川人好美食，以麻、辣、鲜、香为特色的川菜享誉国内外。川人性喜自在休闲，养生学派也因此产生。长寿之神——彭祖，号称活了800岁，相传他经历了尧舜夏商诸朝，据《华阳国志》载，"彭祖本生蜀"，"彭祖家其彭蒙"，由此推断，彭祖不但家在彭山，而且他晚年也落叶归根于此，死后葬于彭祖山。彭祖山坐落在成都彭山县，彭祖的长寿经验在于注意养生锻炼，他是我国气功的最早创始人，他的健身法被后人写成《彭祖引导法》。他善烹饪之术，创制的"雉羹之道"被誉为"天下第一羹"，屈原在《楚辞·天问》中写道："彭铿斟雉，帝何飨？受寿永多，夫何久长？"反映了彭祖在推动我国饮食养生方面所做出的贡献。五代、北宋初年，著名的道教学者陈希夷，是四川安岳人，著有《指玄篇》《胎息诀》《观空篇》《阴真君还丹歌注》等。他注重养生，强调内丹修炼法，将黄老的清静无为思想、道教修炼方术和儒家修养、佛教禅观会归一流，被后世尊称为"睡仙""陈抟老祖"。现安岳县有保存完整的明代陈抟墓，以及陈抟的《自赞铭》，这是全国独有的实物。

四川医家自古就重视中医脉学，成都老官山出土的汉代医简中就有《五色脉诊》（原有书名）一书，其余几部医简经初步整理暂定名为《敝昔医论》《脉死候》《六十病方》《病源》《经脉书》《诸病症候》《脉数》等。学者经初步考证推断极有可能为扁鹊学派已经亡佚的经典书籍。扁鹊是脉学的倡导者，而此次出土的医书中脉学内容占有重要地位，一起出土的还有用于经脉教学的人体模型。唐代杜光庭著有脉学专著《玉函经》3卷，后来王鸿骥的《脉诀采真》、廖平的《脉学辑要评》、许宗正的《脉学启蒙》、张骥的《三世脉法》等，均为脉诊的发展做出了贡献。

昝殷，唐代四川成都人。昝氏精通医理，通晓药物学，擅长妇产科。唐大中年间，他将前人有关经、带、胎、产及产后诸症的经验效方及自己临证验方共378首，编成《经效产宝》3卷，是我国最早的妇产科专著。加之北宋时期的著名妇产科专家杨子建（四川青神县人）编著的《十产论》等一批妇产科专论，奠定了巴蜀妇产学派的基石。

宋代，以四川成都人唐慎微为代表撰著的《经史证类备急本草》，为官刊本草，集宋代本草之大成，促进了本草学派的发展。宋代是巴蜀本草学派的繁荣发展时期，陈承的《补注神农本草并图经》，孟昶、韩保升的《蜀本草》等，丰富、发展了本草学说，明代李时珍的《本草纲目》正是在此基础上产生的。

宋代也是巴蜀医家学术发展最活跃的时期。四川成都人、著名医家史崧献出了家藏的《灵枢》，校正并音释，名为《黄帝素问灵枢经》，由朝廷刊印颁行，为中医学发展做出了重大贡献，可以说，没有史崧的奉献就没有完整的《黄帝内经》。虞庶撰著的《难经注》、杨康侯的《难经续演》，为医经学派的发展奠定了基础。

史堪，四川眉山人，为宋代政和年间进士，官至郡守，是宋代士人而医的代表人物之一，与当时的名医许叔微齐名，其著作《史载之方》为宋代重要的名家方书之一。同为四川眉山人的宋代大文豪苏东坡，也有《苏沈内翰良方》（又名《苏沈良方》）传世，是宋人根据苏轼所撰《苏学士方》和沈括所撰《良方》合编而成的中医方书。加之明代韩懋的《韩氏医通》等方书，一起成为巴蜀医方学派的代表。

四川盛产中药，川产道地药材久负盛名，以回阳救逆、破阴除寒的附子为代表的川产道地药材，既为中医治病提供了优良的药材，也孕育了以附子温阳为大法的扶阳学派。清末四川邛崃人郑钦安提出了中医扶阳理论，他的《医理真传》

《医法圆通》《伤寒恒论》为奠基之作，开创了以运用附、姜、桂为重点药物的温阳学派。

清代西学东进，受西学影响，中西汇通学说开始萌芽，四川成都人唐宗海以敏锐的目光捕捉西学之长，融汇中西，撰著了《血证论》《医经精义》《本草问答》《金匮要略浅注补正》《伤寒论浅注补正》，后人汇为《中西汇通医书五种》，成为"中西汇通"的第一种著作，也是后来人们将主张中西医兼容思想的医家称为"中西医汇通派"的由来。

名医辈出　学术繁荣

新中国成立后，历经沧桑的中医药，受到党和国家的高度重视，在教育、医疗、科研等方面齐头并进，一大批中医药大家焕发青春，在各自的领域里大显神通，中医药事业欣欣向荣。

四川中医教育的奠基人——李斯炽先生，在 1936 年创立了"中央国医馆四川分馆医学院"，简称"四川国医学院"。该院为国家批准的办学机构，虽属民办但带有官方性质。四川国医学院也是成都中医学院（现成都中医药大学）的前身，当时汇集了一大批中医药的仁人志士，如内科专家李斯炽、伤寒专家邓绍先、中药专家凌一揆等，还有何伯勋、杨白鹿、易上达、王景虞、周禹锡、肖达因等一批蜀中名医，可谓群贤毕集，盛极一时。共招生 13 期，培养高等中医药人才 1000 余人，这些人后来大多数都成了新中国成立后的中医药领军人物，成了四川中医药发展的功臣。

1955 年国家在北京成立了中医研究院，1956 年在全国西、北、东、南各建立了一所中医学院，即成都、北京、上海、广州中医学院。成都中医学院第一任院长由周恩来总理亲自任命。李斯炽先生继创办四川国医学院之后又成为成都中医学院的第一任院长。成都中医学院成立后，在原国医学院的基础上，又汇集了一大批有造诣的专家学者，如内科专家彭履祥、冉品珍、彭宪章、傅灿冰、陆干甫；伤寒专家戴佛延；医经专家吴棹仙、李克光、郭仲夫；中药专家雷载权、徐楚江；妇科专家卓雨农、曾敬光、唐伯渊、王祚久、王渭川；温病专家宋鹭冰；外科专家文琢之；骨、外科专家罗禹田；眼科专家陈达夫、刘松元；方剂专家陈潮祖；医古文专家郑孝昌；儿科专家胡伯安、曾应台、肖正安、吴康衡；针灸专家余仲权、薛鉴明、李仲愚、蒲湘澄、关吉多、杨介宾；医史专家孔健民、李介民；中医发展战略专家侯占元等。真可谓人才济济，群星灿烂。

北京成立中医高等院校、科研院所后，为了充实首都中医药人才的力量，四川一大批中医名家进驻北京，为国家中医药的发展做出了巨大贡献，也展现了四川中医的风采！如蒲辅周、任应秋、王文鼎、王朴城、王伯岳、冉雪峰、杜自明、李重人、叶清心、龚志贤、方药中、沈仲圭等，各有精专，影响广泛，功勋卓著。

北京四大名医之首的萧龙友先生，为四川三台人，是中医界最早的学部委员（院士，1955 年）、中央文史馆馆员（1951 年），集医道、文史、书法、收藏等于一身，是中医界难得的全才！其厚重的人文功底、精湛的医术、精美的书法、高尚的品德，可谓"厚德载物"的典范。2010 年 9 月 9 日，故宫博物院在北京为萧龙友先生诞辰 140 周年、逝世 50 周年，隆重举办了"萧龙友先生捐赠文物精品展"，以缅怀和表彰先生的收藏鉴赏水平和拳拳爱国情怀。萧龙友先生是一代举子、一代儒医，精通文史，书法绝伦，是中国近代史上中医界的泰斗、国学家、教育家、临床大家，是四川的骄傲，也是我辈的楷模！

追源溯流　振兴川派

时间飞转，掐指一算，我自 1974 年赤脚医生的"红医班"始，到 1977 年大学学习、留校任教、临床实践、跟师学习、中医管理，入中医医道已 40 年，真可谓弹指一挥间。俗曰：四十而不惑，在中医医道的学习、实践、历练、管理、推进中，我常常心怀感激，心存敬仰，常有激情冲动，其中最想做的一件事就是将这些中医药实践的伟大先驱者，用笔记录下来，为他们树碑立传、歌功颂德！缅怀中医先辈的丰功伟绩，分享他们的学术成果，继承不泥古，发扬不离宗，认祖归宗，又学有源头，师古不泥，薪火相传，使中医药源远流长，代代相传，永续发展。

今天，时机已经成熟，四川省中医药管理局组织专家学者，编著了大型中医专著《川派中医药源流与发展》，横跨 2000 年的历史，梳理中医药历史人物、著作，以四川籍（或主要在四川业医）有影响的历史医家和著作为线索，理清历史源流和传承脉络，突出地方中医药学术特点，认祖归宗，发扬传统，正本清源，继承创新，唱响川派中医药。其中，"医道溯源"是以清代以前的川籍或在川行医的中医药历史人物为线索，介绍医家的医学成就和学术精华，作为各学科发展的学术源头。"医派流芳"是以近现代著名医家为代表，重在学术流派的传承与发展，厘清流派源流，一脉相承，代代相传，源远流长。

我们在此基础上，还编著了《川派中医药名家系列丛书》，汇集了一大批近现代四川中医药名家，遴选他们的后人、学生等整理其临床经验、学术思想编辑成册。预计编著一百人，这是一批四川中医药的代表人物，也是难得的宝贵文化遗产，今天，经过大家的齐心努力终于得以付梓。在此，对为本系列书籍付出心血的各位作者、出版社编辑人员一并致谢！

由于历史久远，加之编撰者学识水平有限，书中罅、漏、舛、谬在所难免，敬望各位同仁、学者，提出宝贵意见，以便再版时修订提高。

中华中医药学会　副会长

四川省中医药学会　会　长

四川省中医药管理局　原局长　　杨殿兴

成都中医药大学　教授、博士生导师

2015 年春于蓉城雅兴轩

张　序

已故徐廷翰教授是四川省名中医，曾任四川省中医药科学院中医研究所肛肠科主任、中国中西医结合学会大肠肛门病专业委员会副主任委员。我与徐廷翰教授交往 20 余年，深感其为人谦和，学验俱丰，有较强的敬业精神，深厚的中医功底，精湛的诊疗技术，高尚的医德医风。徐廷翰教授是我国肛肠学界的著名痔瘘专家。最近，欣闻徐廷翰教授被选入"川派中医药名家"。感谢他的传人毛红主任在百忙之中不辞辛劳精心收集并整理了徐廷翰教授的生平简介和生前遗作（包括专著、论文、手稿、讲稿、医案等）以及学术思想、临床经验和典型案例；朱墨勾勒，数易其稿，编写本书（《川派中医药名家系列丛书·徐廷翰》）。目前，蒙毛红主任以稿见示，书稿内容翔实，资料全面，真实地介绍了徐教授的临床经验、技术特色、学术成就及其影响；忠实地反映了徐教授的学术思想、观点和理论创新的成果；鲜明地体现了徐教授的严谨治学精神和爱病人如亲人的医疗作风。本书的付梓不仅有助于弘扬徐廷翰教授的宝贵经验，更将有助于痔瘘学学术的创新与发展。

徐廷翰教授从事肛肠外科 40 年来，一直致力于中医痔瘘的临床研究，成绩卓著，其最大的贡献和亮点是：荟萃痔瘘学科之大成，熔中西医学于一炉。坚持走中西医结合道路，勇于创新，给后世留下了最可贵的精神财富。作为徐廷翰教授的学术经验继承人、肛肠科的学科带头人毛红主任不仅继承了徐廷翰教授的临床经验和诊疗技能，更重要的是在徐廷翰教授这种精神的指引下，不断做出新的成绩，2011年被中国中西医结合学会授予"全国中医肛肠学科名专家"称号，真可谓"青出于蓝而胜于蓝"。相信在弘扬继承名老中医的活动中，在我国肛肠外科领域将会出现满园春花、硕果累累的大好局面。

张东铭

2015 年 2 月 25 日于上海市第二军医大学

编写说明

　　我有幸成为川派中医药名家系列丛书之《徐廷翰》主编，感慨万千。在编写整理的过程中，过去二十年的跟师学习历程又重新浮现在我的眼前。徐教授敬业重道，谦虚好学，工作认真，敬重前辈。他中医功底深厚、写作态度严谨、条理清晰、富有文采、观点明确、朴实无华。我们应努力传承老师的学术思想、临床经验和诊治方法。徐教授诊治肛肠病有独到的见解和特色，创制了腰奇穴麻醉并解决了术后剧痛的问题。学习是智慧的源泉，相信广大肛肠外科专业医生定会从这本书中获益良多。

　　本书在编写过程中得到了四川省中医药管理局的大力支持和关照，也得到了四川省中医药科学院和四川省第二中医医院领导的关怀，局长杨殿兴教授在百忙之中亲临指导，全科同仁更是同心协力支持，特别是我国著名肛肠专家张东铭教授更是在耄耋之年不辞辛劳审阅文稿并作序，在此谨致诚挚的谢意。

毛　红

2015 年 8 月于四川省第二中医医院

目 录

川派中医药名家系列丛书

生平简介

徐廷翰

徐廷翰教授生于 1944 年 5 月，卒于 2010 年 12 月，四川广元人，民盟盟员，1964 年考入四川医学院（现华西医科大学）医学系，1970 年毕业后到部队工作锻炼，1971 年到成都中医学院（现成都中医药大学）附院从事肛肠工作，后在成都中医学院学习中医 3 年。中西医结合主任医师，曾任四川省中医药科学院中医研究所（现四川省第二中医医院）肛肠科主任、研究员，四川省名中医，四川省学术和技术带头人，四川省卫生厅及四川省中医药管理局学术和技术带头人，四川省第二届专家评议（审）委员会委员，中国中西医结合大肠肛门病专业委员会副主任委员，第四批全国老中医药专家学术经验继承工作指导老师，四川省中西医结合学会理事，四川省中西医结合学会大肠肛门病专家委员会主任委员，四川省中医药科学院学术委员会委员。

徐教授从事中西医结合肛肠学科的临床、教学、科研近 40 年，在治疗痔疮、肛周脓肿、肛瘘、肛裂和麻醉止痛方面有独到见解。擅长用中西结合法诊治肛肠疾病，研制了化痔易粉针剂等 10 余种系列专科药物，创制了腰奇穴（又称骶俞）麻醉，基本无痛手术法，改进了内口封闭压垫多切口引流术治疗复杂性肛瘘、翼形切缝结扎注射术治疗环状混合痔等术式。他以"学古习今，博采广收，中西结合，治病救人"为座右铭，刻苦钻研中医经典著作，努力学习和继承发扬中西医之长，博采众家之长，一心为患者解除疾苦，不断学习和引进西医的先进理论与方法，创新治痔方法和药物，研制了医院制剂化痔液，并创制了扇形双层内注外剥内扎术用以治疗混合痔，既达到了治痔的目的，又保护了正常的肛垫，取得了较好的临床疗效。徐教授又在化痔液的基础上研制了"痔康泰植入剂"治疗各期内痔，填补了国际中药植入剂研究的空白，开创了首先用中药植入剂治痔的先河。同时还将外剥内扎术与整形术相结合创制了翼形切缝结扎内注术，较好地解决了国际公认的三大难治性肛病之一的环状混合痔。徐教授结合中医挂线疗法的理论，率先提出了"肛周脓肿挂线一次根治术"，对高位多间隙肛周脓肿的治疗提出了用挂线多切口引流术进行治疗，对复杂性肛瘘首先在国内倡导和改进了挂线多切口引流术，同时创制了选择性用于治疗复杂性肛瘘的新术式——黏膜肌瓣下移封闭内口小切口药条引流术，较好地解决了肛周脓肿、肛瘘等难治性肛门疾病。他创制了皮瓣上覆扩肛矫形术，从根本上解决了肛管狭窄，从而使肛裂得到了根治。为了解决术后疼痛和延长止痛时间，徐教授结合中医经络止痛理论，经过实验研究和大量的临床观察并学神农尝百草的精神，首先在自己身体上做试验，亲身体验和了解该药的止痛效果，经过长期的反复研究和无数次的亲身体验，研制成功了长效止痛药，并首创了腰奇穴麻醉法和局部注射法，使止痛时间达到了 2 周左右，较好地解决了术后的剧痛问题，为肛肠科手术麻醉开创了一种新的、安全的、较理想的麻醉方法。徐教授根据中医"阴平阳秘，精神乃治"的平衡观点，针对中老年人"阴气自半"的生理特点，研制了以益气养阴、滋补肝肾为主的扶正润肠丸，在临床应用中受到广大便秘患者的欢迎和好评。此外，他还研制了专科制剂，如消痔合剂、消炎洗散、六乙生肌散、消炎止痛膏、湿疹止痒膏等药剂，充分体现了以中医为主、中西结合的专科特色。

他在从医过程中，探索研制了专科药物达 20 余种，先后创新和改进了手术方法 5 种，大大提高了肛肠疾病的临床疗效，消除或减轻了患者的病痛，较好地解决了国际公认的三大难治性肛病，基本解决了术后剧痛问题，逐步形成了具有自身特色的一套中西医结合的诊治肛肠疾病的方法和手段。他作为课题负责人或主研参加了国家级课题 1 项、省级课题 6 项和院所级课题 3 项，协作课题 2 项，取得省级成果 3 项，获奖 2 项。他主持的四川省科委重点课题"化痔液治疗痔疮的临床实验研究"，于 1996 年获四川省中医管理局科技成果三等奖，1998 年获四川省人民政府科技进步三等奖；四川省中医药管理局课题"扶正润肠丸治疗中老年习惯性便秘的临床研究"通过了省级成果鉴定；"腰奇穴麻醉在肛肠科手术中的应用研究"于 2010 年获四川省人民政府科技进步三等奖，发明专利 1 项，专利名称：治疗痔疮的中药植入剂及其生产方法（专利号：ZL 2010 1 0113970.4）。并被四川省中医药管理局评为科教先进工作者。徐教授先后撰写学术论文 60 余篇，分别在全国及省级杂志发表，并在学术会上作专题讲座。作为主编编写了《中国痔瘘诊疗学》，作为主编之一编写了《中西医结合大肠肛门病研究新进展》，作为主要执笔者编写了《中国痔瘘学》，作为编委参加编写了《中华肛肠病学》《痔病》和《中西医结合肛肠病治疗学》。

　　徐教授既有精湛的医术，更具高尚的医德。为了不断提高学术理论水平，一直坚持读书，学习新理论、新知识、新方法，不断发现新的问题，总结经验，以促进学科的发展。在政治思想上，一贯严格要求自己，数十年如一日始终遵纪守法，团结同志，并以"老三篇"为座右铭，以白求恩大夫为榜样，堂堂正正做人，对技术精益求精，对工作认真负责，任劳任怨，坚持原则，敢于抵制违法和不良行为，反对商业贿赂。一切为病人着想，一心一意为患者服务，关心体贴患者，以良好的医德医风服务于患者，受到广大患者的好评。

川派中医药名家系列丛书

临床经验

徐廷翰

医　案

便血病证治疗医案

一、用方心法

便血指血从肛门排出体外，古有结阴、脏毒、肠风、远血、近血之分。仲景在《金匮要略·惊悸吐衄下血胸满瘀血病脉证治》中说："下血，先便后血，此远血也，黄土汤主之……下血，先血后便，此近血也，赤小豆当归散主之。"言便血是大便先下，血后来，为距肛门远，为远血；血先下，大便后来，为距肛门近，为近血。根据血之远近和所用方药，可见仲景是将便血分为虚实两大类，并具体辨证为脾气虚寒与湿热蕴结两种证型而予论治。所言远血，血色暗红，多指由中焦脾气虚寒，统摄无权所致，症见面色萎黄，或心累气短，手足欠温，大便稀溏，舌淡，苔少，脉沉细或虚缓等阳虚之证。故治以黄土汤，温脾摄血。方中灶心土（又称伏龙肝）温中涩肠止血为君药；配以附子、白术温阳健脾而摄血，生地黄、阿胶滋阴凉血养血以止血为臣药。黄芩反佐，防附子温燥太过而动血；甘草甘缓以和中，体现了寒热并用，温润兼施的配伍法则。所言近血，血色鲜红，多为湿热蕴结大肠，迫血下行而为，治以赤小豆当归散，以清利湿热、引血归经、化瘀而养血，且举血中下陷之气。正如《景岳全书·血证》中所说："血在便前者，其来近，近者或在广肠，或在肛门；血在便后者，其来远，远者或在小肠，或在于胃。虽血之妄行由火者多，然未必尽由于火也。故于火证之外则有脾胃阳虚而不能统血者，有气陷而血亦陷者，有病久滑泄而血因以动者，有风邪结于阴分而为便血者。大都有火者多因血热，无火者多因虚滑。故治血者，但当知虚实之要。"《医宗金鉴》亦说："先便后血，此远血也，谓血在胃也，即古之所谓结阴，今之所谓便血也。先血后便，此近血也，谓血在肠也，即古之所谓肠澼，为痔下血，今之所谓脏毒，肠风下血也。一用黄土汤以治结阴之血，从温也；一用赤小豆当归散以治脏毒之血，从清也。"由此可见，古之名家，根据血与大便的先后，一方面判断血来之部位；另一方面则将其作为辨证施治的依据，仲景治远血用黄土汤，此对脾气虚寒证；治近血用赤小豆当归散，此对湿热瘀结之肠脏便血。景岳亦本仲景治血而分虚实，后世医家治便血亦未脱离这一根本大法。而且更加重视便血之色泽、性状，对其认识更加详尽。如《济生方·下痢》中说："大便下血，血清而色鲜者，肠风也；浊而色暗者，脏毒也。"现今对便血的认识更为深入，而且将部位、病证相融合，如便血鲜红，一般病变部位多在直肠以下，以痔疮、肛裂、直肠息肉、肛管直肠损伤等多见，可在便前，也可在便后；血色暗红，多在直肠以上，多为结肠息肉、肠黏膜损伤或上、下消化道病变出血。若伴随黏液或脓血，多为结肠或直肠肿瘤、结肠溃疡等病变，其便血可出现在大便前，也可在大便后，或者与大便相混同时而下。一般出血病变部位在直肠以上者，血常与大便相混，如果血色暗红不与大便相混，或无大便，一般表示出血量较大，多伴全身气血两虚或阳脱之证。若为上消化道出血且量不多时，肉眼难见便血，仅见大便为柏油黑色。因此，徐教授认为对于便血要在临证时详细观察，仔细检查，既要重全身又要重局部，综合分析，灵活处理，辨证施治。无论血色和部位，首辨虚、实、寒、热，再根据黄土汤、赤小豆当归散两大法则辨证施治，灵活运用。徐教授从事本专业数十年，所治便血众多，运用经方治疗亦颇有收获。救人不少，现将徐教授运用黄土汤和赤小豆当归散治疗便血的典型病案各举1例，供同道参考，并请指正。

二、验案举例

验案 1：赵某，男，70 岁，1987 年 1 月 28 日晚 7 点多，正值大年三十徐廷翰教授返回家乡全家吃团圆饭时，一小学同学急匆匆跑来请求为其父看病。言其父屙血一天不止，眼见无救，请给救治。要求无论如何也要拖过大年三十，由于当地医院条件差，过年除一人守门外其他人员均已回家过年，听说徐医生回来了，故来相请。当时徐父立即说："救人要紧，快去！"徐廷翰随即放下饭碗，简单问了下情况，即到镇医院找值班人员请其帮助。无奈无所需止血扩容之西药，也无法输液打针，仅有中药可用，于是根据中医有形之血不能速生，无形之气当应急固的原则，首先考虑用独参汤救治，立即让其买了 100g 人参，借上听诊器和血压计，一溜小跑到其家中，幸好只有三里多路，也顾不上休息，当即一边让其将 50g 人参浓煎服用，一边查看患者。患者形体消瘦，面色苍白，冷汗淋漓，四肢厥冷，气息低微，少气懒言，昏昏欲睡。脉沉细无力而数，血压 90/60mmHg，已有休克征象，指诊肛门未扪及异常，立即按摩人中、百会、合谷、内关，促其速将独参汤频频送下，再问病情，述其近 3 年时有便血，量不多，未予重视，近 1 周因饮食不当常发便血，大便稀溏，便后出血，血色暗红，时多时少，未见脓血，今日下午上厕发现大便后大量便血，已解 3 次，现纯为便血，而无粪质，血色鲜红略暗，人即无力，心里难受，卧床不起，昏昏欲睡。由于条件所限，抱着一线希望在用独参汤的同时按仲景"先便后血，黄土汤主之"之法则救治。辨证用药如下：

辨证：脾气虚寒，气随血脱证。

治法：补气固脱，温脾摄血。

方药：黄土汤和独参汤加味。

人参 50g，另煎频服。

灶心土（包煎）150g，炙附子（久煎）60g，生地黄 15g，白术 15g，阿胶（烊化兑服）15g，黄芪 35g，五倍子 15g，黄芩 15g，仙鹤草 15g，枸杞 15g，炒蒲黄 15g，甘草 10g。

当晚急煎 1 剂，嘱其频频喂服，每次 150 ～ 200mL，2 小时后四肢转温，病情好转，晚 12 点多患者苏醒，自行服药，深夜两点多，再次上厕所，便血约 50mL，较前大有减少，色暗红，仍神差懒言，但自觉心里难受好转，吃热粥一小碗后安静入睡。29 日白天再煎药 1 剂频频服下，当天未解大便亦未便血，病情稳定，估计出血控制，家属也都放下心来。30 日早上大便 1 次，便中有血少许，情况转好，前方加焦山楂 15g，建曲 12g，嘱每日 3 剂。临走时嘱有情况及时告之。并让其进食少渣营养丰富之饮食，注意调养。

2 月 2 日到家复诊，见患者精神好转，大便趋于正常，一般 1 天 1 次，2 天未见便血，饮食好转，但仍气短自汗，心累短气，舌淡，苔少，脉细弱。属脾虚气陷，气血两虚。方用补中益气汤合八珍汤加减，以补益气血，健脾升阳。药用黄芪 35g，党参 15g，当归身 6g，陈皮 10g，升麻 12g，柴胡 12g，炒白术 15g，熟地黄 12g，茯苓 15g，白及 25g，肉桂 5g，焦山楂 15g，甘草 6g。连服 6 剂，诸症好转，未再便血。

因患者素体消瘦，脾胃虚弱，担心久用地黄、当归滋腻碍胃，故用参苓白术散加味益气健脾以资善后。方用黄芪 350g，党参 150g，莲子 150g，薏苡仁 150g，砂仁 120g，白扁豆 150g，茯苓 150g，炒白术 150g，山药 150g，白及 150g，大枣、枸杞各 150g，甘草 60g，共为细末。1 日 2 次，每次 10g，冲服，连服 3 个月，身体渐好，未再便血，于 5 年后过世。

按语：该患者素有脾胃虚弱，又有便血反复发作史，其先便后血，据其证候、舌脉，当属中焦脾气虚寒，统摄无权所致，后又突发大量便血，又转为气随血脱之脱阳证。故在救治上当急用独参汤或参附汤益气固脱、回阳救逆，再用黄土汤以温养脾胃而摄血；另加五倍子、仙鹤草、炒蒲黄以收敛止血，增强该方止血之功效；加黄芪益气而扶正，与人参、附子合力而救逆回阳、益气摄血，为险中取胜。正如《医宗金鉴》说："故先哲于气脱血将脱之证，独用人参二两，浓煎顿服，能挽回性命于瞬息之间，非他物所可代也。"由于病情危急，故采用频频服用的非常服药法，直到病情稳定，后再用补中益气汤合八珍汤、参苓白术散以补益气血，升阳健脾，调补脾肾而治本，体现了急则治标，缓则治本的法则，并收到了显著的临床疗效。

验案 2：樊某，男，47 岁，2005 年 3 月 10 日因肛门疼痛，大便鲜血 1 周来门诊就诊。自述每次大便时即有鲜血流出，量时多时少，少者几滴，多者呈喷射状，约出数十毫升，多于便前出血，也时有便后出血。时觉肛垫、肛门灼热疼痛，便后肛门有物脱出，便后即自行回复，曾在外院诊为混合痔，动员其手术治疗，其本人不愿手术，故来就诊。查肛：肛门右后方隆突、柔软，肛镜检查见痔区充血炎性反应明显。肛垫肿胀，以 7 点显著，表面糜烂有出血倾向，指诊未扪及异常。诊为 Ⅱ 期内痔、静脉曲张、外痔轻度发炎，建议可不做手术，先行保守治疗。患者身体健康，有烟酒嗜好，自述近期饮酒较多，大便干燥。舌红，苔黄白厚腻，脉濡数。

辨证：湿热蕴结（湿热下注）。

治法：清热利湿，化瘀止血。

方药：赤小豆当归散加味。

赤小豆 35g，当归 6g，薏苡仁 15g，白蔻 12g，槐角 15g，黄芩 12g，白及 15g，仙鹤草 15g，六一散（包煎）15g。

3 剂煎汤内服，1 日 1 剂。另用荣昌肛泰膏便后塞肛内，痔疮宁栓 1 粒塞肛辅助治疗，嘱其少吸烟，近期禁食海椒、酒、醪糟。保持大便通畅。

3 月 14 日复诊，患者很高兴，一再致谢，述大便时未再出血，仅手纸上带血少许，大便通畅，肛门疼痛消失，见舌红变浅，苔黄白变薄，脉数，原方再服 3 剂。1 周后，患者专程来院致谢，述及痔疮已痊愈，未再出血也未见脱垂，征得其同意，再做肛镜检查，见痔区充血消失，肛垫黏膜形态色泽正常，7 点位肿胀肛垫已回复到正常状态。再告之注意饮食，保持大便通畅，少食烟酒、海椒、醪糟和油炸煎炒之品，并做收肛锻炼，可以控制病情发展。

按语： 仲景说："下血，先血后便，此近血也，赤小豆当归散主之。"本例患者当属近血，出血部位为内痔。由于患者嗜好饮酒，致湿热滋生，蕴于大肠，流注肠间，迫血妄行而下血。湿热瘀阻经脉，气血运行不畅，故致静脉瘀血，痔核肿胀脱出；湿热下注而致肛垫、肛门灼热疼痛；湿热郁久化燥则大便干燥；湿热上扰，故见舌红苔黄白厚腻；湿热内困，正邪相争致脉濡数。综合诸症，均表现为湿热蕴阻大肠之下血，而非肠风下血之证，故用赤小豆当归散加味。方中赤小豆渗湿清热，治肠痔下血；当归养血而化瘀，引血归经；再加薏苡仁、六一散以增强渗湿清热之力；白蔻化湿而理脾，加以白及、仙鹤草、槐角收敛止血，增强赤小豆止血之力，且制当归活血太过，当归、槐角又可润肠去大便之燥；再佐以黄芩清热凉血。诸药共奏清热利湿、化瘀止血之功。

大承气汤治疗痔术后大便嵌塞医案

一、用方心法

痔术后大便嵌塞属于便秘的范畴，多为中医"阳结""脾约"之证，为肠胃实热、燥屎内结所致。

痔疮术后由于卧床休息，活动减少，进食少渣饮食等生活、饮食习惯的改变，加之惧怕排便时肛门疼痛而刻意控制大便等，致湿热内生，郁久化热，热盛伤阴，而出现大便干结排出困难，甚者大便干硬嵌塞难于排出，为肛肠科的常见并发症。临床处理，一般是做好预防工作，消除患者紧张情绪，让其正确认识和对待排便，鼓励其适当活动并做腹部按摩，调节饮食。如在控制一天饮食和大便后即鼓励患者增加粗纤维食物，进食蔬菜、水果、红薯、玉米等食物，并养成一天 1 次大便的习惯。若大便干燥难解，一般可服用润肠通便药物，如扶正润肠丸、麻仁丸。术后 2 天以上未解大便者，可用开塞露、解泰栓放肛内促其排便，必要时可经洗肠治疗。而对于术后大便干硬的属阳明腑实的里实热证，则应用仲景的承气汤类或麻仁丸进行治疗可收立竿见影之效。仲景三承气汤均用大黄以荡涤肠胃积热而治阳明腑实病，再据其证候轻重而组方为大承气汤、小承气汤和调胃承气汤。大承气汤峻下热结为寒下的代表方，方中大黄泻热通便，荡涤肠胃实热为君药，芒硝助大黄之力软坚润燥而散结为臣药。两药相须为用，峻下热结而除燥实，再用枳实、厚朴行气散结，消痞除满，以助硝、黄涤荡积滞、泻热通腑之力。所以临床应用该方应以具有痞（心下闷实坚硬）、满（胸胁脘腹胀满）、燥（肠有燥屎，干结不下）、实（腹中硬满，痛而拒按，频转矢气或热结旁流）四证及舌红、苔黄或燥、脉实而应用。即当大便干硬嵌塞难解，症见痞满燥实的阳明腑实之里实热证时始可选用。仲景在《伤寒论》中用其所治证候有 19 条之多，且对其用方宜忌均作了详细的论述。如仲景说："二阳并病，太阳证罢，但发潮热。手足漐漐汗出，大便难而谵语者，下之则愈，宜大承气汤。"又说："病人小便不利，大便乍难乍易，时有微热，喘冒不卧者，有燥屎也，宜大承气汤。""大下后，六七日不大便，烦不解，腹满痛者，此有燥屎也。所以然者，本有宿食故也，宜大承气汤。""阳明病，下之，心中懊憹而烦，胃中有燥屎者，可攻。腹微满，初头硬，后必溏，不可攻之。若有燥屎者，宜大承气汤。"如此等等，均指出了大承气汤所主之证为燥屎内结，出现痞满燥实的阳明腑实证而用，而对虽然腹胀，大便初硬后溏燥实内结之证则不能用。若以燥实为主，肠中热结化燥为实而腹胀满痛，大便难解，脉沉实无痞满之证时则不用行气散结之枳实、厚朴，而用以大黄、芒硝为主的调胃承气汤，以缓下热结，所以仲景说："阳明病，不吐不下，心烦者，可与调胃承气汤。"又说："伤寒吐后，腹胀满者，与调胃承气汤。"若是以痞满为主的阳明腑实证，症见胸腹痞满，大便秘结，潮热或谵语，舌红，苔薄黄，脉滑数。燥实之证不显，热结之证较轻则以小承气汤轻下热结。方中以大黄为君药，泻热通腑；再以枳实、厚朴等行气散结，消痞除满，加速热结之排泄，此即仲景所说："阳明病，其人多汗，以津液外出，胃中燥，大便必硬，硬则谵语，小承气汤主之。""阳明病，谵语，发潮热，脉滑而疾者，小承气汤主之。"因此在临床运用中虽均属阳明腑实证，但有轻重之不同，应结合证候、舌脉而辨证用药。正如《医宗金鉴》中说："其治阳明腑病，虽均为可下，然不无轻重之分，故或以三承气汤下之，或麻仁丸通之，或蜜煎胆汁导之。"所以临床运用大承气汤必须是因实热积滞内结肠胃，热盛而伤津所致之证，现痞满燥实的阳明腑实证方可使用，不能滥加应用。而仅以大便秘结、腹胀不显，以粪便干硬燥实为主要症状者，示舌红、苔黄燥、脉沉有力，则用调胃承气汤加减；若以腹胀痞满为主要症状的便秘，且舌红、苔黄、脉数者，可用小承气汤加减治疗。

二、验案举例

验案：石某，男，47 岁。1980 年 11 月 17 日因患混合痔入院手术治疗。术后 3 天开始大便，但仅便少许水样便，时有腹痛，腹痛即便，一日 2 ～ 4 次，曾以腹泻给黄连素治疗。26 日下午 6 点多患者家属异常着急，到徐教授家中，说患者病情严重，请其帮助诊治。于是徐教授急随家属到病房查看，见患者满头大汗在床上辗转难卧，躬腰抱着肚子跪在床上，痛苦不堪。询问病况知已为手术后第 9 天，未解过一次像样的大便。徐教授让其勉强平卧，见腹部膨隆鼓胀，拒按，腹痛，虽然在第三天后开始大便但仅为少许水样便。患者阵阵腹痛，放屁或排少许水样便后缓解，手足全身汗出，心烦，头昏头痛，述这 5 天来已吃不下，睡不着。舌红，苔黄厚燥，脉弦数。查肛见直肠内填满燥结大便，手指亦难于弄破，当即抠出两块粪便硬块。根据病人情况，其痞满燥实诸证俱备，故而辨治如下：

辨证：阳明腑实，热结旁流。

治法：泻热通腑，软坚润燥，益气滋阴。

方药：大承气汤加味。

生大黄 15g，芒硝 20g，枳实 15g，厚朴 15g，黄芪 35g，火麻仁 15g，肉苁蓉 15g，白芍 15g，甘草 6g。当即急煎 1 剂内服。

同时用生大黄 30g，芒硝 30g，枳实 15g，厚朴 15g，白芍 15g，甘草 15g，煎水 1200mL 灌肠。

嘱其先保留灌 200mL 卧床休息，2 小时后侧卧再将所余 1000mL 全部灌肠。大约 12 点多患者腹痛加剧，上厕不及即在病房解之，解出灌肠液和硬球状大便 20 余枚，其粪块质硬难出，击盆"叮当"有声。患者感觉无限轻松，但也疲惫不堪，却紧紧拉着徐廷翰教授的手说："谢谢你徐医生，你真是我的救命恩人！"

第二天调整处方：生大黄 9g，芒硝 15g，枳实 10g，厚朴 10g，黄芪 35g，火麻仁 15g，肉苁蓉 15g，白芍 15g，甘草 6g。继服 1 剂，巩固疗效。28 号查房，患者自述大便已自解、成形，基本正常，饮食尚可，腹已不胀痛。舌红，苔黄白变薄，脉细数。属脾气虚弱，热邪未尽，为防大便再干结和考虑到术后因大便难解而折腾致其体弱，再用麻仁丸和四君子汤加减健脾益气，润肠通便。方用火麻仁 15g，郁李仁 15g，杏仁 10g，枳壳 12g，肉苁蓉 25g，白芍 15g，黄芪 35g，北沙参 18g，生白术 15g，茯苓 15g，槐角 25g，焦山楂 15g，甘草 6g。连服 4 剂后，大便完全正常。

按语： 仲景说："病人不大便五六日，绕脐痛、烦躁，发作有时者，此有燥屎，故使不大便也。""若有燥屎者，宜大承气汤。"该患者为痔疮术后已有 9 天未解大便，燥屎形成可想而知。脘腹胀满疼痛拒按，说明胃肠干燥，宿垢与燥热相搏，燥屎内结阻于肠道而腑气不通，故大便秘结，频转矢气；燥热上扰心神，故令烦躁，难卧，头昏头痛；阳明实热炽盛，迫津外泄，故而大汗淋漓；手足全身汗出，热盛伤津，燥实内结，故而舌红苔黄燥，脉弦数。虽曾日解 2～4 次黄水稀便，实为燥屎结于肠中不出，迫津外出而自利清水，实为"热结旁流"，所以该病例仍为实热积滞，内结肠胃，热盛而津液大伤所致。应予急下实热燥结，以存阴救阴，故方用大黄泻热通腑，芒硝助大黄之力而软坚润燥以散结，火麻仁、肉苁蓉润肠通便以滋阴，枳实、厚朴行气散结助通腑之力，黄芪补气扶正以防泻太过而伤正，白芍缓急而敛阴，甘草和中而缓急。诸药共奏泻热通腑、软坚润燥、益气救阴之功。再用大承气汤加味煎汤灌肠，上下结合，促使燥屎排出而救急，体现了"釜底抽薪，急下存阴"的治疗法则。

此外，应用承气汤类治疗阳明腑实证之便秘，应本仲景"若一服利，则止后服"的原则，即服承气汤类药后大便通利就应停药，不要再服，更不能久服峻下之剂，以免伤正，特别是大黄、番泻叶等含蒽醌类泻药，只能临时使用，不能长期服用。根据相关研究，已证明久服此类药可使肠黏膜黑变而致癌变，而且还可导致结肠肌间神经丛萎缩致结肠传送无力而加重便秘。临床运用应慎重。

医　话

走中西医结合之路大有作为

　　1970 年徐教授毕业于四川医学院，毕业后到部队工作锻炼 1 年多，1971 年再分配到成都中医学院附院从事肛肠工作。由于当时对这个小学科不太了解，徐教授内心做过激烈的思想斗争，觉得很委屈，也不安心，但还是服从了组织的安排，经过几个月的工作，逐渐认识到这是一个大有作为的广阔天地。成都中医学院附院的肛肠科是一个应用中西结合法治疗肛肠疾病的科室，在治疗肛肠疾病中有自己的特色，其疗效也明显优于纯中医或纯西医，但由于起步较晚和医学水平的局限，仍然存在许多尚待解决的问题，特别是患者术后的剧烈疼痛、出血和缺乏良好的手术方法和药物，直接影响着疗效和威胁着人们的身体健康。因此徐教授深感责任重大，下决心一定要尽其所能为患者尽量解除疾苦。首先，他从术后剧痛问题入手寻找相关药物和方法。1975 年徐教授在山西任全保主任术后长效止痛药的启发下，结合四川的特点和个人经验摸索出了局部长效止痛药，为了亲身感受这一药物的特性，徐教授在动物试验的基础上又在自己小腿上做试验，观察止痛的效果、时间和不良反应等，终于取得了成功，并结合中医穴位注射解决了术后剧痛问题，同时还在中医经络学说和西医麻醉理论指示下创新了腰奇穴麻醉，具有副作用小、麻醉效果好的优点。

徐教授刚到成都中医学院附属医院肛肠科工作时对内痔的注射是采用 10%～20%的氯化钠注射液。术后患者反应严重，经常因组织坏死而发生大出血，痔核还经常脱落、萎缩不全，后来改用8%的明矾黄连注射液，痔核脱落虽好，但仍然有严重的不良反应和并发症，甚至发生肛管狭窄，给患者造成的痛苦仍然很大，为了寻求和研制一种疗效好、副作用小的较理想的治痔注射药物，他查找相关资料，希望能对这些问题有一个较好的解决。他发现明矾浓度的高低决定着组织坏死与否的程度，于是在临床使用时就先把医院配的8%浓度稀释到4%浓度，不良反应和出血等并发症果然明显减少但仍不理想，还有局部坏死，再降到2%浓度，此时效果则比较好。这时在科室病房中无意中就增设了一个对照组。在同一个病房中出现了用8%浓度者反应严重，出血多（高达30%）；用2%浓度者反应轻，出血不到5%。这给了他更大的信心，开始探讨注射药物的最佳组方，并不断致力于手术方法的改进和创新。挂线多切口引流治疗肛周脓肿的术式就在这时问世，并撰写了学术论文。

恰好这时卫生部委托省卫生厅在成都中医学院办西学中研究班，要考试录取，在主管业务的江院长的支持下，徐教授毅然报考并进入这个班学习2年，使他对中医有了更深的了解，对专业促进也很大。为了科室的发展，徐教授在学习班刚结束时便投入了繁忙的写作工作，每天上午在病房上班，下午和晚上进行写作，每晚都在深夜一二点才睡觉，作为主要执笔人，经过1年的努力终于写成了在我国具有影响的第一部通俗易懂而又不失水平的中西结合专著《中国痔瘘学》。

此后徐教授更加深入地钻研临床业务，翻阅大量的文献资料寻找研制和改进相关药物和手术的方法，用挂线多切口引流术以小切口配合中药丹药提毒拔脓化腐，解决了小切口引流不通畅的问题，从而使切口损伤大等问题得到了良好解决，使这一术式更成熟，并在1987年写出论文"挂线多切口引流法治疗肛周脓肿41例"，在《四川中医》发表。同时，准备研制一种副作用小、疗效好的治痔注射剂的前期工作也已有了头绪。1990年4月徐教授调入四川省中医药研究所中医医院，在完成科室的组建工作后，立即着手课题的申报工作，1992 年"化痔注射液治疗痔疮的临床实验研究"成为省科委重点课题，于 1995 年完成，1996 年获省中医局中医科技进步三等奖，1998 年再获省人民政府科技进步三等奖，并在临床取得了显著的经济效益和社会效益，被评为省中医先进科教工作者。之后经过进一步改进，2001 年又以祛痔强注射剂和化痔易粉针剂的新药研究得到省科技厅、省财政厅资助，进行了进一步研制。由于院内制剂——化痔易的问世，同时徐教授又将治疗混合痔的外剥内扎注射术改进为外剥内扎双层扇形注射术，因此大大提高了临床疗效。其后徐教授又融整形手术的特点，创制了翼形切缝结扎双层扇形注射术，使对环状混合痔的治疗，收到了良好疗效。

与此同时，徐教授还针对陈旧性肛裂发生的根本原因——肛管狭窄，认为纠正和解决肛管的狭窄才是解决问题的关键，于是将肛裂切除扩肛术和肛门整形术结合起来创制了肛裂切扩皮瓣覆盖术，收到了良好疗效，而且"一次根治不复发"。

高位复杂性肛瘘是国际公认的三大难治性肛门病之一。根据现有的病因学说和治疗原则，要治愈肛瘘必须将感染的肛腺组织和瘘管病变组织全部切除，但又存在肛门功能保护不全和发生肛门失禁的严重并发症的问题；如果切除不彻底又存在易复发、不能治愈的问题。国内外不少学者都为之努力，研制了不少相关有效的术式，但都不够理想。1978 年徐教授作为主研参与的"对复杂性肛瘘治疗的研究"课题获得了省革委会的重大科技成果奖。这一术式就是将蹄铁形肛瘘的瘘管和病变组织全部切除，后侧内口主管做放射引流，两侧支管伤口全部缝合，从而有效地减小了肛门的畸形和并发症，但是损伤大、操作困难，而且尚有肛门缺损、不全失禁或残留死腔和复发的可能。徐教授常常提起，1979 年为一杨姓高位蹄铁形肛瘘患者用此术式治疗，按 Parks 术式的原则用了 1 个多小时切除清理内口、瘘管病变组织，但当他缝合关闭两侧瘘管伤口时，因操作困难，用了 2 个多小时，而且因留有死腔继发感染，以后通过敞开换药才畸形痊愈。面对这一问题他又反复思考和查找相关资料，力求寻找和创制更好的术式。徐教授在临床中认识到肛瘘之所以不愈，是因为有内口的存在，肠内感染物源源不断地经内口进入瘘管不断造成肛周间隙组织感染，这是肛瘘不愈的关键。再加之引流不畅，使感染更易发生和扩散。因此徐教授觉得解决内口和保持引流通畅应是治愈肛瘘的重要环节。1983年李雨农教授又介绍了内口切除，用化腐生肌中药线引流脱管的内口切开药线引流术治疗复杂性肛瘘。徐教授在临床中发现中药丹药退管疗法，用于低位的肛瘘较好，但在高位复杂性肛瘘，特别是瘘管位于多间隙的复杂性肛瘘则较差，主要是引流不畅。为了纠正和克服这一不足，徐教授根据自己治疗脓肿的经验在做放射状小切口的同时，用渴龙奔江丹药线引流，以克服小切口和单纯用药线引流不畅的不足，在治疗高位复杂性肛瘘时果然收到了良好的疗效。基本符合既要根治，又要微创，还要保护好肛门功能的原则。这一疗法除肛门有小缺损、肛门潮湿外未发生大的并发症和后遗症，是目前治疗高位复杂性肛瘘比较理想的疗法，但仍有损伤肛门括约肌的不足。之后徐教授在副岛谦内口封闭疗法的启发下采用黏膜肌瓣覆盖封闭切除内口的创口，再用扩大了外口的小切口配合渴龙奔江丹药线引流，再将原内口下方与主管相通的部位全层缝合压垫以闭合其下管道。为内口的修复和防止感染物进入或返流到内口处起了作用，这就是内口封闭压垫多切口引流术，在临床有选择性地使用可收到很好的疗效，用此法我们已治愈了80余例高位复杂性肛瘘，而且成功地治愈了来自加拿大的已在国外先后做过5次手术未愈的患者，受到了好评。

徐教授常常谈到，中西医结合虽然是一个新兴的科学体系，但还处在弱小的萌芽时期，但是它的诞生已表现了强大的生命力，是一个大有作为的广阔天地。坚信走中西医结合的道路前途无量，而且必将由小到大，由弱到强，为人类的健康事业做出更加杰出的贡献！

常用独特方剂及药物

方　剂

扶正润肠丸（经验方）

组成：生地榆、白芍、黄精、枸杞子、何首乌、黄芪、黑芝麻、郁李仁、山药、桃仁、芒硝、枳壳等。

功效：益气养血，滋补肝肾，清热凉血，润肠通便。用于心累气短，身软乏力，大便秘结。

用法：口服，1 次 1 丸，一日 2 次。早、晚空腹服用。

消痔合剂（经验方）

组成：生地榆、白芍、茯苓、黄芪、槐角、炒侧柏叶、蒲公英、葛根、千里光、仙鹤草、山药、杏仁、白及、火麻仁、甘草。

功效：凉血止血，润肠通便。用于内、外痔发炎出血及痔疮术后恢复。

用法：口服，1 次 30mL，一日 3 次。

消炎止痛膏（经验方）

组成：消炎止痛散、地塞米松、盐酸丁卡因、凡士林。

功效：消炎止痛。用于肛门部炎症性疾患和术后换药。

用法：外用。取适量敷于患处或遵医嘱。

湿疹膏（经验方）

组成：甘草、煅石膏、滑石、枯矾、樟脑、黄蜡等。

功效：清热燥湿，润肤。用于渗液不多的肛门湿疹。

用法：取适量，外敷患处。

复方紫草油纱条（经验方）

组成：紫草、黄连、生地榆、地榆炭、鸡血藤、甘草、乳香、没药、象皮粉、黄芪、菜油等。

功效：清热消炎，用于烫伤肛门直肠疾病术后换药。

用法：将无菌纱布做成适当大小，放铝盒内，加复方紫草油浸透，盖好，消毒备用。用时取适当大小纱条敷盖患处或放入引流口引流换药。

痔疮膏（经验方）

组成：大黄、黄连、地榆、紫草、黄柏、炉甘石、玄明粉、朱砂、苦参、血竭等。

功效：消炎止痒，生肌止血。用于痔疮发炎，疼痛出血，痔科术后换药及轻度烫伤。

用法：外用。取适量敷于患处或遵医嘱。

消炎洗散（经验方）

组成：苦参、千里光、芦荟、生大黄、蛇床子、地肤子、夏枯草、黄柏、甘草、芒硝、紫草、鸡血藤等。

功效：清热解毒，除湿消肿，收口敛疮。用于痔疮肿痛，肛门瘙痒，肛门病术后每日坐浴。

用法：外用，泡洗，坐浴患部。

药　物

化痔易粉针剂（1996 年由徐教授自创）

化痔易粉针剂是徐教授在中西医理论指导下，结合多年的临床经验，在国内外其他硬化剂的基础上，采古方之精华，根据"衬垫下移""肛垫病理性肥大"的成痔学说的机理，选用"酸敛收涩"的中药研制而成。用柱状扇形双层注射法对各期内痔、静脉曲张型外痔、静脉曲张型混合痔进行治疗，取得了明显疗效。其机理在于使肥大脱垂的肛垫由于药物的敛涩作用而致萎缩，并与肠壁肌层粘连固定回复到正常位置和正常大小，既保护了肛垫的生理功能又维持了肛门肛管的正常解剖结构，不形成永久瘢痕。

化痔易粉针剂，1992 年《化痔液治疗痔疮的临床实验研究》被列为四川省科委重点攻关课题，1995 年完成，1996 年通过省级鉴定，并获省中医药科技进步三等奖，1998 年获省政府科技进步三等奖。

常用特色技术

腰奇穴麻醉（徐教授的独特经验）

1. 体位与选穴

病人取左侧卧位，双下肢尽量朝腹部屈曲收紧，双手抱膝呈弓状，操作者右手食指尖按住尾骨尖并沿着尾骨方向贴紧脊柱，向上寻摸，找到骶骨角，在两骶骨角之间的连线中点就是穴位所在，做上记号。

2. 消毒与铺巾

常规消毒骶尾部，铺无菌孔巾。

3. 穴位给药

将 2% 的盐酸利多卡因 5mL ＋ 0.75% 布比卡因 5mL ＋注射用水 4mL，吸入配有 7 号针头的注射器，提醒病人保持原有体位不动，注射器刻度朝上、针尖斜面朝肛门方向由穴位处垂直于体表进针，先做皮下少量注射，然后继续进针直至有落空感或病人有酸麻胀痛感，抽吸无回血，推药 1mL 后无阻力或阻力较小，继续缓慢将药液推入穴位内。若定位准确阻力虽较大也可加压推入，每推 5mL 回抽 1 次，无回血继续推药，观察病人的生命体征，推完后拔出针头，轻轻按揉穴位即可。

4. 麻醉后管理

拔出针头后，消毒针刺处及周围区域，以创可贴贴上针刺处，观察病人生命体征和药物反应并端坐 5 ~ 10 分钟。若麻醉不良，加用局部麻醉，若麻醉失败改用骶管麻醉。再转手术所需体位。

5. 意外情况

麻醉过程中病人有出现意外的可能，应事先设计处理方案，如出现意外情况应积极救治处理。

局麻药毒性反应的临床表现可分为两种类型，即兴奋型和抑制型。

（1）兴奋型毒性反应的表现　以兴奋症状为主。

①轻度：表现为精神紧张、耳鸣、多语好动、口舌麻木、头晕、定向障碍、心率轻度增快。如果临床经验不足，这些症状常被认为是病人的主观精神因素所致，而未想到是毒性反应的开始。

②中度：表现为病人烦躁不安，恐惧，主诉气促甚至有窒息感，但呼吸频率和幅度未见明显改变，心率增快，血压升高。

③重度：表现为呼吸频率和幅度都明显增加，缺氧症状明显，出现不同程度的紫绀，心率和血压波动剧烈，肌张力增高，肌肉震颤甚至发生惊厥，如不及时有效地进行抢救，随之可发生呼吸心跳停止。

（2）抑制型毒性反应的表现　主要为中枢神经系统和心血管系统的进行性抑制。

①轻度：表现为神志淡漠、嗜睡。

②中度：表现为呼吸浅而慢，有时出现呼吸暂停，神志突然消失。

③重度：表现为脉搏徐缓，心率慢于 50 次 / 分，心律失常，血压降低，昏迷，最终发生心搏停止。抑制型毒性反应虽较少见，但因症状较隐蔽，常易被忽视，但其后果往往比兴奋型者更为严重，因此不容轻视。一般而言，局麻药选择性抑制大脑抑制性通路，故出现兴奋和惊厥。若血中局麻药浓度高，使兴奋和抑制通路同时受到抑制，则全部中枢神经系统处于抑制状态。

6. 意外情况的处理

局麻药毒性反应的处理原则应该是快速、连续、有效。处理方法为：停止给药，面罩给氧，保持呼吸道通畅，紧急对症处理。轻度兴奋者，按摩内关、合谷穴，吸氧对症治疗即可；中、重度者，可静脉输 5% ~ 10% 葡萄糖注射液 500mL，按摩或针刺合谷、内关、人中，若有休克症状应抗休克治疗，注射地西泮 0.1 ~ 0.2mg/kg，或咪达唑仑（咪唑安定）0.05 ~ 0.1mg/kg。对于抑制型，轻度者可按摩合谷、内关，给氧对症治疗；中、重度者，静脉输生脉注射液 40 ~ 60mL 和 5% ~ 10% 葡萄糖注射液 500mL，必要时可给可拉明或洛贝林和地塞米松静脉注射，若有休克应抗休克治疗。

柱状扇形双层注射法（1990 年由徐教授首创）

柱状扇形双层注射法是适用于软化剂注射的方法，将药液采用柱状扇形的方式注入痔区黏膜下层和肌层达到治疗的目的，对于有严重心、肝、肺、肾衰竭者慎用，其作用机理是将化痔易（即软化剂）注入痔核体内（即黏膜下层）和痔上动脉区黏膜下层与其下相应的肌层内，由于药物的无菌性化学炎变和酸敛收涩的作用使肥大的肛垫恢复到正常大小，并使松弛下移的黏膜与肌层粘连固定，也使松弛或断裂的支持组织 Treitz 肌等粘连固定，从而使下移的肛垫复位，而达到既保护肛垫又解除痔症状的目的，所形成的瘢痕一般将于 3 个月后软化。

1. 适应证

各期内痔、静脉曲张型外痔和静脉曲张型混合痔。

2. 操作步骤

患者取侧卧位，将搽有液体石蜡油的肛门镜缓缓放入肛门内，检查内痔和肛管内情况，常规用聚维酮碘溶液消毒痔区与肛管直肠下段。左手固定肛门镜显露将注射的内痔，再用聚维酮碘溶液消毒痔核表面，然后右手持装有化痔易的 10mL 空针安上 5 号长细针头刺入痔核体内（即黏膜下层）呈扇形，注药至饱满，再向上顺黏膜下层呈柱状边进边推药至痔上动脉区，回吸无血再呈扇形注药 2mL，然后退针再斜向刺入该部肌层扇形注药约 2mL，最后如法注射其他痔核。消毒痔区取出肛镜，肛内放 1 粒痔疮宁栓或太宁栓，或注入痔疮膏，放消炎止痛油膏纱条，外盖纱布固定。若要注射治疗静脉曲张型混合痔按上法注射内痔部分后，再用聚维酮碘溶消毒外痔的静脉曲张部位将针刺入皮下外痔静脉丛中，回抽无血，将化痔易扇形注入 1 ~ 3mL 后出针，外用纱布轻轻按压，让药，均匀分布，如法再处理其他曲张外痔，然后外敷消炎止痛膏，覆盖纱布固定。

3. 术后处理

同痔核体内注射法。

4. 注意事项

（1）注射中严格无菌操作，做好消毒，防止感染。

（2）治疗期中禁食海椒、酒、醪糟等刺激性之食物，保持大便通畅和局部卫生。

（3）治疗期中避免剧烈运动和过度负重。

（4）注射后约 1 小时可出现肛坠不适和便意感，不需特殊处理，1 ~ 2 小时后可自行消失。其他注意事项同前。

翼形切缝结扎内注术（1998 年由徐教授首创）

翼形切缝结扎内注术由改进外剥内扎注射术与肛门整形术融合而成，采用扁菱形切口切除外痔，剥离曲张静脉丛，在用软化剂（化痔易）柱状扇形双层注射内痔的同时将病变不可逆的内痔组织结扎切除，再整形缝合外部切口使其呈鸟翼形，去除病变组织并保护肛门的功能而达治疗目的。

1. 适应证

环状混合痔。

2. 操作步骤

（1）腰奇穴麻醉下取截石位，会阴部和肛周常规消毒铺孔巾，肛门肛管直肠下段用聚维酮碘溶液消毒后显露痔核。

（2）用小血管钳于齿线上 0.5cm 处钳夹牵拉固定内痔，聚维酮碘溶液消毒后，采用柱状扇形注射法将内痔痔核体、痔上动脉区和其下相应肌层注入软化剂（化痔易），取下小血管钳。

（3）用小血管钳于外痔高突部钳夹，在外痔基底部做扁菱形切口，切除外痔和其下静脉丛至齿线下 0.5cm 处，齿线下方组织尽量保留。再将切除外痔上提，将两侧伤口皮肤上下缘对合，用 1 号丝线做全层弧形缝合，关闭外痔扁菱形切口。缝合肛管中部即齿线下 1cm 处时，由齿线下皮肤进针深挂刺入内括约肌下缘，再与肛门缘外切口下缘皮肤缝合整形肛门，然后用中弯血管钳经切口顶端外痔根部和相应内痔下部钳夹，用圆针 7 号丝线 "8" 字缝扎，修剪残端。同法处理其他混合痔。伤口用长效止痛液封闭止痛。

（4）术区消毒：肛内放太宁栓或痔疮宁栓，创面敷生肌散，肛管内放复方紫草油纱条，用塔形纱布（塔纱）压迫，包扎固定。

3. 术后处理

同混合痔外剥内扎注射术。

4. 并发症处理和注意事项

术后可见水肿、伤口裂开、迟缓愈合、疼痛和小便困难等并发症，临床上应予重视。

（1）外痔切口做扁菱形，一者尽量切除病变组织，二者尽量保留齿线下的肛管皮肤和 ATZ 上皮，然后连同内括约肌下缘将切口上下缘皮肤对合后全层缝合整形肛门。这样肛门成形好，功能保护好，加固了肛管皮肤与肌层的粘连效果，防止脱垂，远期疗效好。

（2）环状混合痔为国际公认的三大难治性肛门病之一，难就难在若仅做外剥内扎注射术，病变组织残留较多，容易复发，远期疗效差；若做环切术，病变组织处理彻底，肛垫被完全破坏则发生溢气溢液、黏膜外翻的并发症，该术式是采用了扁菱形切口和翼形缝合整形肛门，既较彻底地去除了病变组织，又保留了肛管的主要皮肤和 ATZ 上皮以及未病变和病理变化可逆的肛垫组织，维护了肛门肛垫的正常生理功能，并使肛门平整，防止了溢气溢液和黏膜外翻的并发症。

（3）有个别患者术后可能发生水肿，多因组织损伤静脉、淋巴回流障碍或渗出，以及组织残留过多，或缝线过紧影响静脉、淋巴回流所致，可用中药坐浴，必要时间断拆线 1 ~ 2 针即可。

（4）术后可能发生伤口裂开而致愈合迟缓，多因大便不畅，用力努挣，活动过多，活动度过大而撕裂，或缝合线拆除过早（一般 5 ~ 7 天开始间断拆线，11 ~ 14 天全部拆完）所致，或由于本身体质较弱。临床应酌情对症处理和做好预防工作，防止过早剧烈活动，保持大便通畅，若已裂口，可上生肌散至愈。为防止裂开，换药消毒时也应注意动作轻柔，由上向下清洗，勿逆行用力清洗。

（5）术后因塔纱压迫过紧，或患者过于紧张，或本身患有尿路疾患如前列腺肥大，或疼痛、手术刺激致尿道括约肌痉挛等都可引起小便困难。可做热敷、理疗，针灸关元、中极、足三里、三阴交，或放松塔纱，服中药八正散加人参、黄芪等对症治疗，也可用新斯的明、阿托品等帮助解痉排尿，若膀胱充盈平脐则应导尿。

（6）使用该术式治疗环状混合痔要计算皮瓣切口位置，原则上两切口间皮桥不能少于1cm，以防止肛门狭窄。

（7）缝合后若缝合切口两端高突不平整，可予以钳夹后结扎。

扁菱形切缝结扎内注术（1998 年由徐教授首创）

环状混合痔指多个混合痔相连环绕肛周而成，被国际公认为难治性肛门病之一。患者常因黏液外溢、肛门潮湿、肿物外翻不能回纳而痛苦就诊。其治疗难度较大，传统方法常常过多损伤肛垫和肛周组织而致肛门狭窄或不全肛门失禁。1992 年以来徐教授在外剥内扎术的基础上结合肛门整形手术，创制了扁菱形切缝结扎内注术，取得了良好疗效。

1. 适应证

适合于多个混合痔相融连的环状混合痔，或过大的混合痔。

2. 操作步骤

（1）腰奇穴麻醉下取截石位，会阴部和肛周常规消毒铺孔巾，肛门肛管直肠下段用聚维酮碘液消毒后显露痔核。

（2）用小血管钳于齿线上 0.5cm 处钳夹牵拉固定内痔，聚维酮碘液消毒后，采用柱状扇形注射法将内痔核体、痔上动脉区和其下相应肌层注消痔灵注射液（2∶3），取下小血管钳。

（3）用小血管钳于外痔高突部顶点钳夹，在外痔基底部做扁菱形切口切除外痔和其下静脉丛至齿线下 0.5cm 处，齿线下方组织尽量保留。再将切口上提，将两侧伤口皮肤上下缘对合，用 1 号丝线做全层弧形缝合关闭外痔扁菱形切口。缝合至肛管中部即齿线下 1cm 处时，由齿线下皮肤进针深挂刺入内括约肌下缘，再与肛门缘外切口下缘皮肤缝合整形肛门，然后用中弯血管钳经切口顶端将外痔根部和相应内痔下部钳夹，用圆针 7 号丝线 "8" 字缝扎，修剪残端。同法处理其他混合痔。伤口用长效止痛液封闭止痛。

（4）术区消毒，肛内放太宁栓或痔疮宁栓，创面敷生肌散，肛管内放复方紫草油纱条，用塔纱压迫包扎固定。

3. 术后处理

（1）术后进食少渣软食 1 天，以后恢复普通饮食。适当增加蔬菜、水果和营养食品，忌食酒、醪糟、公鸡和辛辣刺激性食物。

（2）控制大便 1 天，以后保持大便通畅，防止便秘和腹泻。

（3）术后抗感染治疗 5 ~ 7 天，以后服复方穿心莲或消痔合剂。

（4）术后第二天开始大便后坐浴、换药至愈。一般先用 1/4000P.P. 液清洗后再用苦参汤煎水坐浴 15 ~ 20 分钟，再用痔疮膏、九华膏、肤痔清等消炎、生肌、止血油膏换药。

4. 并发症的处理和注意事项

（1）外痔切口做扁菱形，一者尽量切除病变组织，二者尽量保留齿线下的肛管皮肤和 ATZ 上皮，然后连同内括约肌下缘将切口上下缘皮肤对合后全层缝合整形肛门。这样肛门成形好，功能保护好，加固了肛管皮肤与肌层的粘连效果，防止脱垂，远期疗效好。

（2）有个别患者术后可能发生水肿，多因组织损伤静脉、淋巴回流障碍或渗出，以及组织残留过多，或缝线过紧影响静脉、淋巴回流所致，可用中药坐浴，必要时间断拆线 1 ~ 2 针即可。

（3）术后可能发生伤口裂开而致愈合迟缓，多因大便不畅，用力努挣，活动过多，活动度过大而撕裂，或缝合线拆除过早（一般 5 ~ 7 天开始间断拆线，11 ~ 14 天全部拆完）所致，或由于本身体质较弱。临床应酌情对症处理和做好预防工作，防止过早剧烈活动，保持大便通畅，若已裂口可上生肌散、外用溃疡散至愈。为防止裂开，换药消毒时也应注意动作轻柔，由上向下清洗，勿逆行用力清洗。

（4）术后因塔纱压迫过紧，或患者过于紧张，或本身患有尿路疾患如前列腺肥大，或疼痛、手术刺激致尿道括约肌痉挛等都可引起小便困难。可做热敷、理疗，针灸关元、中极、足三里、三阴交或放松塔纱，服中药八正散加人参、黄芪等对症治疗，也可用新斯的明、阿托品等帮助解痉排尿，若膀胱充盈平脐则应导尿。

（5）使用该术式治疗环状混合痔要计算皮瓣切口位置，原则两切口间相距皮桥不能少于 1cm，以防止肛门狭窄。

（6）缝合后若缝合切口两端高突不平整可予以钳夹后结扎。

黏膜肌瓣下移封闭压垫多切口引流术（2007 年由徐教授首创）

黏膜肌瓣下移封闭压垫多切口引流术是将内口顺肛管做一放射状小切口到肛缘，将内口和其下病变组织切除，然后把内口切口上缘黏膜和内括约肌一并下拉到肛缘与肛缘处切口皮肤横行缝合关闭内口，再将外口做放射状切口切除扩大以利引流。该法与国外副岛谦法即内口切除缝合闭锁术所不同的是，前法是将内口及病变组织切除后延长切口到肛缘，把内口切口上缘的黏膜和肌层一同下拉与肛缘切口皮肤全层缝合封闭内口；而后者是将内口与其下病变组织切除后，再将伤口在原位全层缝合。

1.适应证

适宜于内口为 1 ~ 2 个在齿线或其附近，距齿线在 2cm 以内的高位肛瘘和低位复杂性肛瘘。

2. 操作步骤

患者先取侧卧位，常规消毒骶尾部后做腰奇穴麻醉，再取膀胱截石位。肛肠科常规消毒铺无菌孔巾，用聚维酮碘溶液消毒肛周、肛管和直肠下端，指诊检查确定内口、瘘道的大概位置和走向，再于肛内放盐水纱条，经外口注入亚甲蓝，检查肛内纱条有无染色，以了解内口位置，并结合用指诊扪及盘状中凹之硬结，再用有钩探针探入肛隐窝之内口，用艾力克（聚维酮碘）液消毒后，顺探针钩入的内口做一放射状小切口接近肛缘。然后用探针从靠近内口主管部位的外口探入到内口切口下方 2cm（即准备缝压垫的下方）处，考虑引流通畅的部位做一放射状小切口容食指通过使之与主管贯通，并保持引流通畅。再将内口处的坏死组织和其下瘘管脓腔壁等组织切除，游离内口处切口上缘约 1cm，再将切口上缘黏膜连同内括约肌拉下拖到肛缘上部切口边缘与皮肤做弧形全层缝合，使直肠下端黏膜与肌层下移覆盖通向原主管道的内口，达到封闭内口的目的。然后在肛缘主管部位内口切口与肛缘外切口间全层缝合 1 针，再在两线皮肤外加一小纱卷（压垫）压迫将线拉紧打结，使内口底层闭合。

最后再将每一个外口分别做一放射状菱形切口（大小可容食指通过），切除外口并沿管道剔除部分瘘道，尽量将主管剔除，直达内口下部，如果瘘管过高过深过宽可用刮匙清刮坏死组织，再用聚维酮碘液清洗消毒，并扩大向下的直肠旁引流口，使顶小底大，利于引流。若为弯曲多管道，可在瘘管弯曲部位利于引流处做一放射状切口，或在肛周支管末端做一放射状切口，用刮匙清刮管内坏死组织或切去部分管壁，在切口处放复方紫草油纱条，肛外用塔纱压迫包扎，胶布固定，术毕。

3. 注意事项

（1）不能遗漏内口，在内口不明确时，可疑内口也应进行彻底处理。在内口找到后，必须将其局部病灶清理干净，黏膜肌瓣向下牵拉覆盖内口下瘘道不能少于 1cm，切口对合缝合尽量良好，以利愈合。

（2）保证引流通畅，多切口引流口一定要保持到内口闭合伤口愈合后再让其由深到浅逐渐愈合，不能让其皮肤过早闭合，造成假愈合。

（3）术后选用适当抗菌药物抗感染治疗，预防感染发生。

（4）术后换药，严格无菌操作，动作宜轻柔，切忌粗暴动作，伤口清洗彻底，并常规消毒，促进伤口愈合。

挂线多切口引流术（2007年由徐教授首创）

挂线多切口引流术是徐教授将中医挂线和提脓化腐药物与西医切开引流术综合运用而创用的方法，用于治疗高位多间隙肛痈。该法的特点是：既有中医挂线缓慢切割的优点，又有小切口多切口配合药物提脓化腐使引流通畅而组织损伤少，肛门功能保护较好的特色。

1. 适应证

适用于多间隙高位肛痈，或多内口多间隙低位肛痈。

2. 操作步骤

患者取截石位或侧卧位，铺无菌孔巾，在腰奇穴麻醉下，用聚维酮碘溶消毒肛周和肛管与直肠下段后，用左手食指探查，基本确定中心脓肿内口后，在对应肛缘外距肛门约2cm处做一放射状小切口，切开皮肤及皮下组织，用止血钳钝性分离进入脓腔，排出脓液，用球头探针经切口顺脓腔由内口探出，由内口顺探针切开，切口向皮肤皮下组织，然后常规挂线，再探查脓腔与相邻间隙的脓肿，在脓肿高突或有波动处考虑引流通畅的部位做1~3个小放射状切口，使各间隙脓肿引流通畅，若为多内口，亦如前法常规挂线处理。并使引流通畅，伤口内放复方紫草油纱条，外用纱布包扎固定。

3. 注意事项

（1）严格无菌操作，预防发生感染或扩散，术后应使用抗菌药物或服用中药治疗。

（2）切口不宜过大过深，防止损伤组织过多。

（3）术后换药防止切口过早闭合。

（4）若有其他情况再做相应处理。

（5）积极治疗全身疾病。

（6）若为多处挂线，胶线应松紧不一，术后可分批紧线，让胶线在不同时期脱落，以给挂断括约肌处有足够时间粘连，便于肛门功能的保护。

（7）术后进少渣饮食，控制大便 1～2 天，然后进普食，忌食辛辣刺激性食物，适当增加蔬菜、水果和粗纤维食物，保持大便通畅。

（8）每次大便后，先用 1/4000P.P. 液浴洗患处，再用中药消炎洗散坐浴 15～20 分钟，然后换药。换药时用聚维酮碘溶液严格消毒，同时用甲硝唑液冲洗伤口，再用复方紫草油纱条换药。若脓液较多可酌加渴龙奔江丹药条换药至脓尽新生。

（9）术后 3 周开始对切口由内口顺切口向外，用有钩探针检查防止伤口假愈合。

此外，对肛痛的治疗还应注意和调节患者的全身情况，嘱其适当休息，注意情志，避免大怒、抑郁，注意饮食的调节，增加营养且易消化的食物，忌食辛辣食品，戒烟、禁酒和醪糟，保持大便通畅和局部卫生，争取早日康复。

肛裂切除扩肛皮瓣上覆缝合矫形术（2007 年由徐教授首创）

肛裂切除扩肛皮瓣上覆缝合矫形术是将肛裂切除、内括约肌切断、扩肛和肛门整形术相结合的综合手术方法。

1. 适应证

适用于Ⅱ、Ⅲ期肛裂合并肛门狭窄者。

2. 操作方法

采用"△"底凹形扁三角形切口切除裂痔、裂口溃疡、瘘道和肥大肛乳头。即先将裂痔顶端钳夹上提，在裂痔中部靠肛缘方之正常皮肤做一"⌒"向上的弧形切口，全层切开使呈一弧形皮瓣，再沿裂口做一倒"⌒"形切口，切除裂痔、溃疡、瘘管和肥大肛乳头，将创缘修剪整齐，切断部分内括约肌下缘，扩肛可容纳三指通过，再将皮瓣上端覆盖创面，将弧形皮瓣中点与切口顶点黏膜全层缝合，然后分别全层缝合顶点两边切口使成一锐弧形伤口。若切口两侧皮赘高突，分别将其钳夹结扎即可。术后处理同前。

3. 注意事项

矫形上覆皮瓣不能切除过多，要注意保留足够的肛管上皮，否则不能达到矫形目的。缝合时可用免拆线，若用丝线缝合，第 7 天开始间断拆线，14 天后始可拆除中部关键线。

肛肠科术后中药熏洗治疗（DFQWS-A-5Y 型熏蒸坐浴椅）

1. 熏洗前准备

符合纳入标准的患者于术后第二天排便后开始接收相关治疗。每日排便后进行。7 天为一疗程。

药物组成：苦参 30g，蛇床子 30g，千里光 30g，野菊花 30g，黄柏 30g，大黄 30g，紫草 30g，甘草 30g 等。

将上药加水 2500mL，置入我院专用熬药箱内煎熬成 600mL，分为 3 袋，每袋装 200mL，交予患者。

2. 熏洗的差异化治疗

通过课题研究表明，在采用相同中药原液、熏洗治疗仪的条件下，将熏洗温度控制在 40℃时对缓解肛门切口疼痛具有更好的疗效。此温度区间略高于人体体温，熏洗治疗时亦会有更好的适宜性，病人倍感舒适。同时在此温度下，较长的熏洗时间（30 分钟）能增强止痛效果，尤其对肛周脓肿、肛瘘患者止痛疗效更佳。

因此，将患者根据病种分为两组：

（1）痔病、肛裂组   术后患者选择 40℃的中药熏洗温度，中药熏洗治疗 15 分钟。

（2）肛瘘、肛周脓肿组   术后患者选择 40℃的中药熏洗温度，中药熏洗治疗 30 分钟。

3. 熏洗治疗过程

（1）加水　先检查排水阀门是否关好，再将清水缓慢加入到熏药器容器内，水位加到黑色熏药器盖上的熏蒸水位下 1cm 左右即可，使容器里的水充分接触一次性膜的底部。

（2）加药　再将一次性膜放在熏药容器上，将中药水缓慢加入，加到坐浴水位，使药液充分接触到臀部即可。

（3）通电　将电源插头插入电源插座，电源插头上的指示灯指示电源接通，操作手柄显示窗会显示当前水温。

（4）设置　①温度设置；②时间设置；③再按设置键 1 次，温度显示灯点亮，显示窗口数字表示实际水温，并且自动记忆设置的参数。

（5）加热　按"电源"键 1 次，电源指示灯点亮，开始进入工作状态，熏药器会自动加热。

（6）治疗　根据需要进行治疗，将气泡按摩软管一头套入熏药器主机上的气泡按摩出气口上，另一头放到一次性膜内的药水里，按"气泡按摩"键（B 键），气泡按摩指示灯点亮，气泡按摩开始工作。按"超声雾化"键（A 键），超声雾化指示灯点亮，超声雾化开始工作。

（7）结束　当治疗时间结束以后，熏药器会发出提示音提示此次治疗完成，一次性膜及药水可一起废弃。每天工作结束后，要用清水和毛刷对熏药器的容器进行清洗，并放出容器里的污水。气泡按摩要保持管道通畅，出气口不得被异物堵塞。

4. 熏洗时的注意事项

（1）熏洗前为病人测量体温、脉搏、血压，嘱其排空大小便，并清洁外阴及肛门，以提高药效。

（2）坐浴前饮服含糖量高的果汁或食品，并设专人守候，以便发现异常情况及时处理；为增强坐浴效果，防止蒸汽散失，坐浴时可用浴巾围臀。

（3）在熏洗过程中，注意观察病人面色和脉搏，如病人主诉乏力、眩晕，应立即停止熏洗，嘱其休息。

（4）注意病人安全，因为热疗法有镇静、催眠作用，要防止病人跌倒，特别是年龄较大的病人尤应注意。

（5）每次坐浴完毕用洁净、柔软的毛巾擦干患部。对年老体弱、心脑血管疾病病人应协助擦洗，擦洗动作应轻柔，并搀扶回房休息。

（6）熏洗坐浴盆应进行消毒或灭菌处理，避免院内感染。保证做到一人一椅。

学术思想

川派中医药名家系列丛书

徐廷翰

　　徐廷翰教授，四川省名中医，四川省学术和技术带头人、厅局学术和技术带头人，从事肛肠专科近40年，具有很高的专业理论水平和丰富的临床经验。创制了无痛手术法和腰奇穴麻醉法，解决了术后剧痛问题。研制了系列专科药物和手术方法，采用中西两法治疗痔、肛裂、肛瘘、肛周脓肿、便秘、慢性肠炎、肛周皮肤病等常见肛肠疾病与疑难病症。创制了翼形切缝双层注射术治疗环状混合痔，黏膜肌瓣内口封闭压垫多切口引流术治疗高位复杂性肛瘘，皮瓣上移覆盖肛门切扩矫形术治疗陈旧性肛裂，较好地解决了国际公认的三大难治性肛病。疗效显著，特色突出，独具一格。徐教授医德高尚，技术精湛，为数以万计的病人解除了病痛。在对肛肠病的治疗上，特别在术后结合中医药应用补中益气汤、四君子汤合三仁汤加减方调理治疗，自拟经验方进行中药熏洗、中药换药等治疗，很好地解决了病人的术后疼痛问题。撰写学术论文60余篇，作为主编编写专著2册，作为编委参加编写专著4册。共培训进修生千余人，曾被评选为第一届四川省名中医，是肛肠界一位远近闻名的中医大师，取得了较大的社会效益，在中医肛肠界享有较高的声誉。徐教授的治学格言是："学古习今，博采广收，中西结合，治病救人。"在40余载的临床、教学和科研实践中，逐渐形成和完善了他"扶正祛邪、治病必求于本"的学术思想。徐教授对中医古籍和历代名家的学术思想、临床经验有较深的认识。在临床实践中，很注重中医理论的应用和中医传统治疗方法的使用，但尊古而不泥之于古，他认为对前人的理论，当兼收并蓄，在继承前人治法的基础上结合现代医学的认识，巧而用之，开拓创新，并以此丰富和发展中医的理论和治疗方法，致力于中医肛肠疾病治疗的微创化。徐教授经过长期临床实践后深刻地认识到，中西医结合的手术外治法是治愈肛肠疾病的重要方法，针对肛肠疾病的三大病种：痔病、肛漏病、肛痈进行了几十年的潜心研究，总终形成了独特的学术思路和手术疗法。

徐教授据《内经》"正气存内，邪不可干"、"邪之所凑，其气必虚"、"阴平阳秘，精神乃治，阴阳离决，精气乃绝"和"治病必求于本"的精神，认为疾病是由于脏腑功能失调，阴阳失衡所致。因此徐教授主张平衡阴阳，调和脏腑功能，扶正祛邪为上；在治疗肛肠疾病中以固肾、健脾、益肺、疏肝为要。坚持以人为本，主张既要治好病，又要尽量减少患者的痛苦和保护好肛门功能，提倡微创，从而创制了腰奇穴麻醉法、基本无痛疗法和研制了多种药物，改进和创新了多种以中医为特色的手术方法。具体体现在以下几方面：

痔疮的注射疗法和手术治疗方法研究的探索

关于痔疮，中医学对其的认识已有近 4000 年历史，在中医学的相关文献中，常用痔疮作为一些肛肠疾病的统称，正如《说文解字》所说："痔，后病也。"而且历代医家均根据痔疮的症状和形状进行命名，并且常将肛瘘、肛裂和直肠、肛管癌、直肠息肉等归入痔疮的范围。如隋代的《诸病源候论·痔病诸候》将肛裂归入脉痔，将肛瘘归入牡痔，将肛周脓肿归入肠痔等。又如清代的《外科大成》将肛裂称为钩肠痔，直肠癌称为锁肛痔，并将痔分为 24 种，如此等等。说明中医学传统认为，痔疮是肛门处疾病，既包含了近代医学的痔疮，又包括了近代医学所说的肛裂、直肠癌、直肠息肉等肛肠疾病。直到近百年，由于西方医学的传入和影响，才逐渐明确和形成了近代的痔疮的概念，认为痔疮是直肠下端和肛管黏膜下的静脉丛瘀血扩张形成的柔软静脉瘤。

由于痔病本质的揭示，对其正确的诊断和治疗也发生了一个前所未有的飞跃。而且根据痔的新概念，2006 年 7 月，在原《痔临床诊治指南（草案）》的基础上，中华医学会外科学分会结直肠肛门外科学组、中华中医药学会肛肠病专业委员会、中国中西医结合学会结直肠肛门病专业委员会，再次就痔的病理生理以及对痔的诊疗方案进行了反复讨论，进一步修订了《痔临床诊治指南（草案）》。将痔分为内痔、外痔和混合痔。内痔是肛垫（肛管血管垫）的支持结构、血管丛及动静脉吻合发生的病理性改变和移位；外痔是齿状线远侧皮下血管丛扩张、血流瘀滞、血栓形成或组织增生，根据组织的病理特点，外痔可分为结缔组织性、血栓性、静脉曲张性和炎性外痔四类；混合痔是内痔和相应部位的外痔血管丛的相互融合。治疗原则：无症状的痔无需治疗。治疗目的：重在消除、减轻痔的症状。解除痔的症状较改变痔体的大小更有意义，应视为治疗效果的标准。医生应根据患者情况、本人经验和医疗条件采用合理的非手术或手术治疗。新的学说对治疗痔病的方法提出了更高的要求，即不仅要治疗痔，还要保护好肛垫的功能。

徐教授通过长期的临床实践及对现代药理的研究，总结归纳出某些中药适当配伍运用，组成药对，提炼后注射使用不仅具有消痔固脱的作用，同时避免了对肛垫组织的过多损伤。通过科研攻关，研制了化痔易粉针剂。这是应用中西结合理论研制的新型的优于现有硬化注射剂的一种注射治疗 I～IV 期痔疮的药物。已在临床应用了 20 余年，治疗了上万例痔疮患者，治愈率达 100%，无并发症、后遗症，取得了良好疗效。该药是根据痔的现代概念，针对痔的病因病机，在中医酸敛收涩，活血化瘀的理论指导下，按中西医结合的思路研制而成的纯中药制剂。其剂型独特，并采用柱状扇形双层注射法，即先将药液扇形注入隆突的痔核内，再向肛垫上部进针边推药使药液在痔区呈柱状扇形分布，当针到达肛垫顶端时再斜向刺入该处直肠肌层注入药液。其机制是利用药液的收敛固涩作用，加强肛垫的支持固定结构的作用，由于药液的化学炎变，使断裂或松弛的 Treite 肌纤维与周围组织粘连固定，更能有效地固定脱出的肛垫，使其复位，而且由于中药的收敛作用使松弛的支持肛垫血管壁周围的框架组织结构因纤维化而恢复回缩到正常状态，使肛垫内的动静脉吻合因发生调节障碍而瘀滞的状况得以改善。因此，徐教授认为该药是目前注射治痔的理想药物，加之独特的剂型、独特的注射方法和可以注入肌层，是目前所有注射剂都未能办到的，该药将有广阔的发展前景。

手术治疗痔疮历史悠久，已积累了丰富的经验，但是如何恰当地选择术式，既要解决病变，消除症状，又要尽可能地保护好肛管的正常解剖结构和生理功能，以及减少痛苦和并发症，防止后遗症，仍是一个迫切的问题。从现代痔的概念出发，目前国外主张对有症状的痔尽量采用非手术疗法，纠正了以手术治疗为主和轻易将痔切除或扩大手术范围的错误做法，主张手术只用于Ⅲ期或Ⅳ期或非手术治疗无效者。

我国的手术治痔疗法，虽然早在《五十二方》中已有记载，但真正的发展还是在新中国成立后的50年，而且一贯走的是中西医结合的道路，正因为如此，所以在手术治疗混合痔方面，特别是对环状混合痔的手术疗法方面已走在了世界的前面。我国肛肠界学者，凭借着中医药这一得天独厚的强大优势，研制了不少的有效注射药物，在引进西医手术的同时又将注射疗法、肛门整形术式融为一体创制了多种有效的良好术式，取得了治疗混合痔特别是环状混合痔的显著成效。近20年来，在痔的现代概念指导下，关于痔的手术治疗术式又有了巨大的新的进展。由徐教授新创的翼形切缝结扎内注术，用于治疗环状混合痔伴肛门狭窄者，有良好的临床应用疗效。徐教授认为手术治痔是万不得已的事，是解决严重痔疮的最后手段，因此，手术治痔的原则应是：有效地消除症状，解除病变增生组织，良好地保护好肛管的正常组织结构和生理功能，力争使肛门成形良好平整。在这一原则指导下，根据痔的现代概念，徐教授设计了翼形切缝结扎内注术，将注射、切除、肛门整形融为一体。操作要点是：先用化痔易粉针剂按柱状扇形双层注射法处理内痔，以环状混合痔的外痔高突点为中心，设计做4～6个扁菱形切口，目的在于有效的尽量保护ATZ区上皮且能较彻底地切除外痔增生病变组织，然后钳夹一外痔顶点，于两侧各做一三角形切口相连，使成一翼形切口，一般该切口上缘切口距齿线0.5～0.8cm，下缘线顶点达肛缘，切除该处结缔组织外痔和剥离曲张静脉丛到齿线下0.5cm处，棱形缝合切口两侧，再用中弯钳夹外痔根部和相应部分内痔，用4号丝线做"8"字缝扎使成翼形状。同法处理其余外痔。

复杂性肛瘘的根治和功能保护

　　肛瘘是肛肠科常见疾病之一，其发病率约占肛肠疾病的 1.67%，对人类的健康危害较大，特别是高位复杂性肛瘘危害更大，治疗亦很困难。传统观点认为，要彻底清除病灶使引流通畅而达根治，势必损伤括约肌而影响肛门的括约功能；若要保护好肛门功能，又存在病灶清理不彻底，引流不通畅的矛盾。因此被国际公认为三大难治性肛门病之一。如何既使肛瘘得以根治，又能保护好肛门功能，仍是一个棘手的问题。

一、肛瘘的病因病机

　　中医学认为该病多为脏腑虚弱，肺、脾、肾三阴亏损，或因饮食不节、起居不慎而致湿热下注积聚大肠，经脉郁阻，气血壅塞，或肛裂损伤感受邪毒等致肉腐成脓，脓溃余毒不尽而成肛瘘。正如《诸病源候论·瘘病诸候》中说："但瘘病之生，或因寒暑不调，故血气壅结所作，或由饮食乖节，狼鼠之精，入于腑脏，毒流经脉，变化而生，皆能使血脉结聚，寒热相交，久则成脓而溃漏也。"

　　现代医学传统观点认为，肛管直肠周围脓肿自然破溃或经手术切开排脓后，脓腔缩窄腔壁肉芽增生形成管道，破溃之处或切口处形成外口，内口作为感染源继续感染腔道不愈而成肛瘘。由于肛管直肠周围间隙脓肿与肛瘘是同一疾病的不同阶段，其发病原因很多而且基本一致，主要为肛管的解剖结构特殊、损伤和感染所致。在 100 多年的临床实践和研究中为此产生了许多相关学说试图解释这一疾病发生的原因，但至今尚无一种权威的完整的反映这一疾病发生的病因学说。现今国际上公认的也比较切实的被临床广泛采用的学说有肛窦肛腺感染学说和中央间隙感染学说，其次还有 20 世纪 80 年代左右提出的免疫说、性激素说和胚胎说等。

　　这些学说都从不同的角度反映了肛瘘发生的病因病机，而且由于肛窦肛腺感染学说的问世，众多学者都一致认为肛腺感染是肛瘘形成的主要原因（90%是隐窝腺源性），他们还强调彻底清除感染的肛隐窝、肛腺导管、肛腺是肛瘘根治术成功的关键。说明了准确彻底地处理作为内口的感染肛隐窝和其他病灶组织十分重要。

二、肛瘘的常用治疗方法和影响肛门功能的因素

1. 肛瘘的常用治疗方法

肛瘘的治疗方法较多，归纳起来有两大类，即保守疗法和手术疗法。但对于肛瘘而言，保守疗法虽对肛门的功能无影响，但一般仅能控制和改善症状而达不到治愈的目的，绝大多数（90%以上）均需手术治疗始能痊愈。但手术治疗对肛门功能都有程度不同的影响，现将其概述于下。

中医学对肛瘘的治疗主要是保守疗法，手术疗法运用很少，最早记载手术治疗的是《五十二病方》的牵引切除法，明代徐春甫在《古今医统大全》中引《永类钤方》详细记述了肛瘘挂线术。由于该法是借助药线的腐蚀或胶线的绞窄坏死将瘘管割开，是边切割边修复，括约肌的断端则与周围组织粘连固定，不至于因手术骤然切断括约肌而致断端回缩造成不同程度的失禁，因此这一方法在近代被中西医普遍用于高位肛瘘或脓肿的一次根治术中。

近代医学对肛瘘的治疗主要是手术疗法而保守疗法仅作为辅助治疗。在传统的手术疗法中始终存在要根治肛瘘就要彻底清除病灶使引流通畅，这就势必损伤肛门括约肌而致肛门功能受损；若保留肛门括约肌病灶清理不彻底，则肛瘘又易复发的矛盾。因此临床医生在肛瘘的手术治疗中，若手术不当，不是发生严重的后遗症，就是肛瘘得不到根治。所以如何既使肛瘘被根治又能保护好肛门功能，特别是复杂性肛瘘，一直是临床医生试图尽快解决的问题。为此，不少学者做了大量的研究和实验工作，改进创制了不少的术式，使疗效得以逐渐提高，这些术式归纳起来可分两大类，即切断括约肌和保留括约肌。

切断括约肌的手术方法以传统的经典肛瘘切开术为代表，是由内口到外

口将瘘管切开充分引流，再让其伤口逐渐愈合。该法为临床常用的基本术式，并被许多学者所采用和不断改进，且至今仍在临床使用。由于其仅适于低位单纯性肛瘘，在治疗高位肛瘘时常引起肛门不同程度的失禁，故而在此基础上又演变出了切开缝合术、挂线切开引流术、挂线多切口引流术等用于治疗高位肛瘘的方法。但由于括约肌被切断和病变组织清理不彻底或引流不畅易于感染等原因，仍存有肛门功能损害和肛瘘复发的弊病。

保留括约肌手术的核心是切除原发病灶及瘘道，而不切断肛门括约肌，这类术式是肛窦肛腺感染学说问世的产物，因此这一学说的产生为肛瘘的防治揭开了新的一页。近代学者一致认为彻底切除感染的原发病灶——感染的肛隐窝、肛腺导管和肛腺是肛瘘手术成败的关键。这类术式由于保留了肛门括约肌，故而肛门的功能得到了良好的保护，而且损伤小，疗程短，但各自仍有不足，若内口封闭不当仍然存在内口继发感染和病灶清理不彻底等情况而致复发的可能。

2. 影响肛门功能的因素

肛门的功能一是排泄大便，二是控制大便即括约肛门的功能，在肛瘘手术中对肛门的排泄功能除少数术式被影响外一般都不会造成排便障碍，而更多的是肛门括约功能受损，常会因肛门括约肌的不同程度损伤而造成程度不同的肛门功能不全或完全失禁。传统观点认为，肛门的括约功能一是由大脑神经支配的耻骨直肠肌、外括约肌为主；二是由植物神经支配的内括约肌和肛垫参与完成。正如张东铭教授所说："人类肛管实质上是外层的盆底横纹肌与内层的内脏平滑肌两个肛管套叠而成的管道……实验证明，仅仅依靠括约肌的自身收缩，难以有效地维持肛门自制；肛管要达到满意地控制气体、液体的溢出，还必须具备另一个主要条件，即厚而柔软的肛垫。"而在肛管静息压中内括约肌为60%，外括约肌为25%，肛垫为15%。由此可见，在肛管的自制功能中，内括约肌和肛垫都是一个不容忽视的主要因素。而肛瘘的内口均在肛管的管壁上或直肠下段的黏膜处，其瘘道也都在不同高度经过了内括约肌穿过外括约肌，甚至经过耻骨直肠肌。故而临床根据瘘管穿越肌肉的情况，常将其分为高位肛瘘和低位肛瘘，其中又分单纯性肛瘘和复杂性肛瘘，用以指导临床选择术式和判断对肛门括约功能的损害程度。一般认为，肛瘘经过外括约肌深部即为高位肛瘘，在其下则为低位肛瘘。传统观点认为，若手术切断外括约肌深部或耻骨直肠肌将会造成肛门不完全性或完全性失禁，仅切断外括约肌浅部皮下部和内括约肌不会造成肛门失禁或仅有轻度肛门不完全失禁，即有溢气、溢液现象。根据现代研究，内括约肌在维持肛门自制中则是一个不容忽视的因素。由此可见，对肛瘘的手术治疗，无论是传统经典切开术，或是肛门括约肌保留手术均要切断内括约肌，对肛门的自制功能将会造成损害，而传统经典的肛瘘切开术不仅要切断内括约肌还要切断外括约肌，对肛门的括约功能的损害是肯定的。因此，现今临床医生主张仅用于部分低位肛瘘。对于高位肛瘘则采用挂线引流术、括约肌保留术、部分内括约肌切断引流术、内口封闭引流术等术式，以减少对肛门括约功能的损伤。特别是内口封闭引流术对内、外括约肌均无切断，从而使肛门的括约功能得到了完全的保护，但这一术式又受内口位置过高和内口数目过多的限制，以及有无感染、瘢痕的影响。根据徐教授的临床经验，如果内口位置超过齿线2cm，或者有3个以上内口，以及处于急性炎症期和经多次手术局部瘢痕较多的患者不宜采用此术式，这时应采用挂线引流术或部分内括约肌切断引流术。挂线引流术分挂线切开引流术和挂线多切口引流术，这一术式虽然是经内口瘘道将内、外括约肌缓慢切断，避免了肛门失禁，但由于瘢痕的形成和肛门的缺损仍然对肛门功能造成了一定的损害，存在溢气溢液或偶发稀便污裤的问题，部分内括约肌切断、外括约肌保留术式大大减小了对肛门括约功能的损害。但由于内括约肌的切断势必对肛门自制功能造成损害，而出现溢气溢液的现象。由此可见，影响肛门括约功能的主因是内外括约肌或耻骨直肠肌被切断和过多地损害肛周组织所致。

对肛门的排泄功能影响较少，但其发生多因术式选择不当，肛周组织损伤过多或肛尾韧带被切断等原因造成肛门畸形或移位，加之因多次手术瘢痕过多所致排便障碍。故在术前应该慎重选择术式，以争取最佳疗效。

肛瘘不愈与复发的常见原因

一、肛瘘不愈的常见原因

传统认为肛瘘不愈是因为内口的存在使肠内细菌和感染物不断经内口进入瘘道形成感染所致，加之瘘道壁因炎症刺激增生变厚不易塌闭，肛门部因括约肌舒缩而得不到静养，致引流不畅而不易愈合，近代研究认为肛瘘的发生与不愈与其特殊的解剖结构、机体免疫功能低下、性激素失衡以及胚胎组织异位等有关。正如《内经》所说："正气存内，邪不可干"，"邪之所凑，其气必虚。"由此从中医的角度解释了为什么同样的解剖结构而有的人患脓肿肛瘘，有的人则不患脓肿肛瘘；有的人患脓肿肛瘘易治，甚至可以自愈，而有的人则不易治愈的问题。此外，结核菌感染和瘘道组织癌变也是不愈的原因之一，临床应予重视。

二、肛瘘复发的常见原因

1992年，我国中医肛肠学会提出肛瘘复发的标准是肛瘘术后1～2年内在原手术部位再发脓肿性肛瘘，由于肛瘘的致病因素复杂，造成其不愈的原因很多，一次手术治愈难度很大，因此若处理不当肛瘘很易复发。而常见原因如下。

1. 内口处理不彻底

内口处理不彻底是肛瘘不愈或复发的根本原因。由于未准确找到内口，或多个内口而造成有内口遗漏未予处理，或内口虽然找到但处理不当，尤其在内口封闭中更易发生。近几年来因外院手术反复多次未愈的肛瘘患者到我院治疗，共87例，除2例（骶前囊肿1例、子宫内膜异位1例）外均为内口处理不彻底或遗漏内口所致，占97.7%。

2. 瘘管伤口引流不畅

瘘管伤口引流不畅造成假愈合继发感染是肛瘘复发的另一个主要原因。

肛瘘的瘘管壁和原发病灶组织虽不一定要求全部切除，但在修整清理病变组织后切口一定要引流通畅，让伤口从基底部逐渐愈合防止因肌肉生长慢、皮肤生长快而致假愈合。据我院统计，在195例复杂性肛瘘的治疗中共有3例发生假愈合。其中2例发现较早及时予以敞开引流避免再次手术，有1例行再次手术治疗而愈，约占0.51%。

3. 患者体质因素

患者体质不佳也是肛瘘复发的一个主要原因之一。如前所述，患者免疫功能低下或局部免疫功能缺陷，或性激素紊乱，雄性素分泌过多等是好发肛瘘的原因，也是肛瘘易于复发的主要因素。

4. 饮食习惯

不良饮食习惯也是肛瘘易于复发的常见原因。患者过食辛辣厚味，饮酒过度，致使其易患肛瘘。由于不良饮食习惯导致湿热内生，下注肛门，郁阻经脉，蕴结化热为脓而再成肛瘘。

5. 解释结构异常

盆骨解剖结构特殊和胚胎组织异位也是肛瘘易复发的原因。坐骨支过长，盆骨下口狭窄，临床见臀沟深陷者易患肛瘘也易复发，在我院近几年195例复杂性肛瘘患者中，有1例男性患者因盆骨呈漏斗状和雄性激素过旺而在5年中先后3次患肛瘘而手术。此外，肛腺先天发育异常、组织异位、先天骶前囊肿等也是肛瘘不易治愈和复发的原因。

肛瘘根治的关键和处理办法

近代医学认为，肛瘘手术既要求根治疾病，又要求保护好肛门的正常功能，而根治的关键则是彻底去除病因，完全切除内口和原发病灶。根据国内外学者的相关研究，徐教授根据临床经验认为要根治肛瘘必须注意以下几个方面。

1.准确寻找和正确彻底地处理内口是根治肛瘘的关键。肛瘘不愈的根本原因是因为内口的存在，内口是肛瘘感染的源头，由于感染物和细菌经内口源源不断地进入瘘管，从而不断发生感染而致肛瘘不愈，要治愈肛瘘必须切断这一源头，从不少临床反复发作的肛瘘病案中，也清楚的证明了绝大多数肛瘘复发病例是因为内口未得到彻底处理，尤其是多内口的肛瘘更易被遗漏或忽略。以 Parks（1961）为首的肛窦肛腺感染学说更是认为彻底切除感染的原发病灶——感染肛隐窝、肛门腺导管和肛门腺是肛瘘根治术中成败的关键，而肛瘘复发的主要原因就在于对原发病灶的处理不彻底，因此要根治肛瘘必须处理好内口。

2.保持引流通畅防止假愈合是根治肛瘘的又一关键。传统经典的肛瘘切开术，其优点就在于引流通畅能彻底清除原发病灶，但由于对括约肌的损伤，因而存在不同程度的肛门失禁问题，故而仅用于低位肛瘘。对高位肛瘘则用挂线切开引流术，或切除缝合术以及保留括约肌的各种术式。除缝合术外，均存在一个引流的问题，而且势必引渡通畅无假愈合才能为肛瘘的治愈提供保障。肛瘘伤口的愈合，原则上都是由深到浅，由底部到外部逐渐愈合，由于人体的肌肉生长较慢，皮肤修复较快，因而肛瘘伤口很易出现底部未愈而外部皮肤已将伤口闭合形成桥形假愈合，而致深部感染物贮积发炎造成肛瘘复发。为了杜绝这一问题的产生，必须在术后换药加强管理，保证引流通畅，在伤口愈合的中后期用有钩探针由内口引流口顺瘘道引流口向外钩探，若钩针顺利钩出为伤口愈合正常，若有假愈合应及时处理，以保证伤口真正痊愈。

3.防止感染和做好相关治疗，也是根治肛瘘的主要环节。由于肛瘘是感染性疾病，加之处于肛门这一特殊位置，因此手术后易受大便污染和自身感染而使感染加重，故术后给予抗感染治疗是必要的。同时又因肛瘘的发生与免疫功能低下或性激素紊乱等有关，因此针对这些病因的治疗也是很重要的。徐教授认为，术后以中医辨证施治为主，西药治疗为辅较为理想。如对性激素紊乱者给服知柏地黄丸；免疫功能低下阴虚者给以六味地黄丸加减治疗，气虚者给以补中益气汤加减治疗，再兼用干扰素等药物进行辅助治疗，可以收到良好的疗效。

4.作好深入细致的思想工作，取得患者的良好配合和促其养成良好的生活、饮食习惯，对肛瘘的根治也很重要。

中西医结合治疗高位复杂性肛瘘

一、治疗方法

术前清洁灌肠，在低位骶麻下，先做美蓝染色及指诊、肛镜、探针等检查，查明瘘管走向、内口位置及瘘管与肛门括约肌的关系。再用探针由瘘管的主外口探入，在与内口相应方向的肛缘以探针为标志做放射状小切口，探针从小切口探入，至内口穿出。顺探针先切开皮肤、外括约肌皮下层、浅层及浅层以下组织，再将内口切口下缘向肛缘方向延长切开约0.5cm，然后将该肛缘小切口与内口间外括约肌深层至瘘管间组织用橡皮筋持线，如果有多个内口，可做多次挂线。修剪内口两侧的炎变组织，使伤口平整并呈"V"形，以便引流通畅。再做弧形切口，切除外口部分疤痕组织，沿瘘道搔刮腐败组织，潜行剥离瘘管至肛缘切口，切除部分管壁或全部瘘道，在探针指引下每隔2cm做数个小切口，深至管道，用刮匙搔刮管壁及腐败组织，清洗管腔，在切口近端管壁皮肤上放置压垫材料（该材料可选用小块叠纱），深层缝扎压垫材料，完全闭合近端管口，开放引流切口远端。

术后换药前先用1/5000P.P.液坐盆清洗伤口，然后用自制中药熏洗方坐浴20分钟后换药。先用甲硝唑或生理盐水冲洗伤口，再用消毒液消毒伤口后，于肛内伤口放入紫草油纱条或康复新液合百伤愈纱条，换药至愈。若有缝线，应酌情择时拆线，一般缝线于48小时后拆除，压垫缝线于4～5天拆除，整形线于7天开始间断拆除至11天拆完。抗感染治疗5～7天。

二、机理探讨

肛隐窝肛腺感染是目前公认的肛瘘发病的病因学说。因而，正确寻找和处理内口，同时保持伤口引流通畅，是治愈肛瘘成功的关键。通过染色、指诊、探针、肛镜及瘘管造影等检查可正确寻找肛瘘内口，再根据 Coodsall 定律，对打到的内口进行充分扩创，搔刮其周围坏死组织，彻底清除感染的肛隐窝、肛腺导管和肛门腺。而采取的传统挂线疗法，可使局部组织发生慢性绞窄切割致坏死部与周围组织修复粘连固定，而不致因肛管直肠环的部分或全部切断而发生肛门失禁。伤口愈合后瘢痕小，不会引起肛门失禁、移位、缺损等问题。压垫缝扎闭合紧靠内口处瘘管口，以断绝肠腔内容物渗入，残余管道视距离长短做多个小切口，彻底清除各切口管腔内的感染物，压垫缝扎闭合各段近端管腔口，远端管腔内放置纱条引流，让各段管腔由内向外自然生长愈合，不留死腔。同时也避免了由于一次性切开瘘管引流造成创面大、出血多、瘢痕大、愈合时间长等缺点，较好地保护了肛门周围组织结构和生理功能，对愈后肛门功能恢复有重要意义。术后采用自制中药熏洗方坐浴，对祛除机体蕴存的毒邪，清散瘀血及气行血运有重要作用。《诸病源候论·瘘病诸候》所说："但瘘病之生，或因寒暑不调，故血气蕴结所生，或由饮食乖节，狼鼠之精，入于腑脏，毒流经脉，变代而生，皆能使血脉结聚，寒热相交，久则成脓而溃漏也。"说明该病的发生与湿热蕴结、气血瘀滞有关；又由于术后创面缝合及敷料压迫，易造成肛周血液循环障碍、水肿、疼痛、尿潴留、大便困难等并发症。故用中药熏洗方中的苦参、大黄、芒硝、黄柏、土茯苓清热解毒，软坚消肿，收敛止痛，除湿止痒；紫草、千里光、野菊花、蒲公英、鸡血藤清热解毒，凉血活血；地肤子、蛇床子祛风除湿，杀虫止痒，诸药合用共奏清热解毒，祛腐生肌，祛瘀消肿，收敛止血止痛，燥湿止痒之功效。先熏后浴，既可清洁伤口，减少分泌物刺激，又能促进局部血液和淋巴循环，改善新陈代谢，有利于肉芽组织生长，从而加速创面愈合。并可防止感染，水肿，尿潴留，减少疼痛。通过中药借助热力的作用，还可达到软化瘢疤的目的。

三、本疗法的特点

1.扩创引流，引流通畅并减轻瘘管压力，减少对肛周组织的创伤，避免瘢痕过多引起术后肛门疼痛、排便困难。

2. 压垫术是利用压垫材料的机械压力，使管壁前后紧贴粘连闭合，达到一期愈合。

3. 对高位复杂性肛瘘肛管直肠环尚未纤维化者，采用挂线疗法，避免了肛门失禁、移位、畸形，配合中药熏洗方坐浴，通过药效和热效作用，使腠理疏通，气血流畅，排除毒邪，从而达到清热解毒、消肿止痛、收敛止血、祛湿止痒等目的。临床实验证明，本疗法与一般治疗相比，创面小、出血少、疗程短、疗效高、后遗症少、肛门功能损伤小、复发率低等优点，是治疗高位复杂性肛瘘的理想方法。

保护肛门功能的方法和措施

一、寻求最佳术式

因病而异选用适当的手术方法，是保护肛门功能的最好办法。对肛瘘的手术治疗经历了由括约肌切断术到保留括约肌术，但均有局限和不足，目前在根治复杂性肛瘘和保护肛门功能方面最好的术式应是黏膜肌瓣下移封闭内口多切口引流术，但由于其适应证的限制而在对于多内口、多次手术的高位复杂肛瘘的治疗中仍无能为力，采用挂线多切口引流术对这一问题虽可迎刃而解，但对肛门功能的保护还不够理想。因此寻求一种最佳的术式仍有待进一步探讨和努力。与此同时，一定要熟悉目前国内外常用术式的优势和不足。针对患者的具体情况恰当的选择最适宜治疗患者肛瘘的术式，其原则应是在根治肛瘘的前提下采用新术式尽量减少肛门组织的损伤，尽量地保护好肛门的功能，不要墨守成规，故步自封。同时还要尽量采用中西结合的方法对患者进行治疗，力求最佳效果。对于婴幼儿肛瘘的手术治疗更要谨慎，不能过多地损伤肛门组织以免造成严重后果。徐廷翰教授根据自身经验，创制了黏膜肌瓣下移封闭内口小切口引流术治疗复杂性肛瘘，并结合传统的挂线多切口引流术，是目前治疗复杂性肛瘘的最佳选择术式。现介绍如下：

1. 黏膜肌瓣下移多切口引流术

黏膜肌瓣下移多切口引流术属于保留括约肌术，这一术式适应于内口在齿线或齿线附近 2cm 以内，3 个内口以内，无明显感染和瘢痕的高位肛瘘与低位复杂性肛瘘，具体操作：常规准备，麻醉下显露内口将其做横棱形切除，并连同其下瘘道病变组织一并切除，再在切口下缘中部顺肛管做放射状切口达肛门白线或肛缘，切开皮肤与皮下组织，将内口切口上缘由内括约肌外侧用小血管钳向上做钝性分离 1.5cm 使其成一黏膜肌瓣，然后将其连同黏膜用阿力氏钳钳夹向肛缘外拖，并与放射切口皮肤全层缝合从而封闭内口，再将外口做与肛门呈放射状切口，连同其瘘道尽量向上剥离切除。若有多个外口如法处理，但瘘管组织不一定全部切除，外口均做放射状小切口以减少肛周组织损伤使其引流通畅即可。若高位瘘道过深或感染明显，可用渴龙奔江丹药条换药至瘘道变浅或脓性分泌物消除，术后抗感染换药至愈。

2. 挂线多切口引流术

挂线多切口引流术是中西医结合的新术式，是融中医挂线西医切开引流术为一体的术式，且改变了西医切口过大和前后切口不足，使用小切口、多切口的方法，再结合病情酌情使用中医提脓化腐的药物进行治疗，从而达到了损伤小、引流通畅的目的。这一术式适用任何肛瘘。尤其是内口多、深、高、多次手术的患者。具体操作：用探针经外口进入，轻轻由内口探出，由内口向外口顺探针切开皮肤与皮下组织，然后将肛缘外 3cm 以外的瘘管顺探针切开，切除外口和部分管道（若瘘管外口距肛缘较近在 3cm 以内仅切除外口），常规挂线处理。其他瘘管如法处理。所挂胶线除一根拉紧结扎外，其他均应较松结扎。半个月后再酌情紧线，以利于肛门功能的保护。术后抗感染、换药至愈。

二、保护肛门功能

肛瘘手术中应以最低限度地减少肛门组织损伤，最大限度地保护好肛门功能为准则，提倡微创对患者进行治疗。肛瘘手术损伤肛门组织在所难免，但在选择适当术式后，手术的操作恰当与否对肛门功能的保护仍然至关重要，因此要注意以下几点。

1. 传统观点认为，外括约肌浅部皮下部被切断不会影响肛门的括约功能，但若处理不当仍然会造成不良后果，因此主张外括约肌皮下部不要在前后侧切断，若瘘道行经前后侧皮下部应予挂线。特别是女性，以免致肛门闭锁不全，外括约肌线浅部不要同时切断 2 处及以上，若要涉及同时切断 2 处及以上时应采用挂线术，这样能较好地保护肛门功能。

2. 多内口高位肛瘘采用挂线术时，可将主内口主管处挂线一次性收紧，其他挂线可分次紧线，避免因同时紧线而致肛管直肠环处同时多处受损而增加对肛门括约功能的损伤。

3. 对外括约肌皮下部，浅部切断时应与肌纤维呈垂直角度；瘘管行经肛管直肠环部若已纤维化最好采用挂线术，若在后正中要切断时也应是垂直角度。

4. 肛瘘病灶与管壁不必完全清除，应尽量减少肛管及周围组织损伤，不要大刀阔斧地切除全部瘘管而致肛门异形。

早在 1965 年 Hanley 就主张"治疗肛瘘没有必要全部将瘘道切除"。我国重庆李雨农教授（1983）据此首先采用了中药退管疗法，创制了内口切开及药线引流术，使组织损伤少，痛苦小，疗效好，疗程短，为典型的中西医结合保留括约肌术式，收到了显著良好疗效，证明了肛瘘的病灶组织不一定全部切除，只要处理得当仍可收到良好的效果。徐教授认为在治疗高位复杂性肛瘘中有 3 个术式值得提倡，一是挂线多切口引流术，二是黏膜肌瓣下移封闭内口多切口引流术，三是黏膜肌瓣封闭内口药线退管引流术。就目前来看，黏膜肌瓣下移封闭内口多切口引流术式可以认为是根治肛瘘，肛门组织损伤相对较少，最大限度地保护肛门功能最好的术式。而此处内口封闭不是在原内口切除之切口处缝合（副岛谦），也不同于黏膜肌片修补内口，是徐教授提倡的将内口及其下肛导管肛腺（即部分主管道）切除后，在内口切口下方做一小放射切口达肛白线或肛缘，再将内口之切口的上方内括约肌与纵肌间游离 1.5 ～ 2cm 使连同其上覆盖之黏膜为一黏膜肌片，用鼠齿钳钳夹拉下覆盖封闭内口与肛白线或肛缘处皮肤缝合而封闭内口，这样就有效地阻止了因肛管内压致肠液进入封闭口的可能，大大提高了疗效。减少了组织损伤，保护了肛门的功能。

5.术中尽量避免切断肛尾韧带，除骶前肿瘤外，其他肛瘘术中均可避免，以防止肛门移位给患者排便造成麻烦。

综上所述，随着对肛瘘发生的病因病机地深入研究和治疗手段的不断改进与完善，肛瘘的根治问题已得到了较好地解决，而对肛门功能的保护也有很大的提高，要使肛瘘得以根治，又能使肛门的功能得到很好的保护，必须认真恰当地选择好先进的术式和治疗方法，不断地改进术式，彻底解决好内口，防止假愈合，尽量减少肛管的组织损伤，养成良好的生活和饮食习惯，增强体质，提高免疫力和调节好激素代谢使肛瘘的根治和肛门功能的保护达到最佳水平。黏膜肌瓣下移封闭内口多切口引流术与挂线多切口引流术则是目前治疗复杂性肛瘘的最佳术式。徐教授根据肛瘘的发病机理，在国外学者内口切除引流和内口封闭疗法的保留括约肌术式的启发下，结合临床创制了黏膜肌瓣下移封闭内口小切口引流术治疗高位复杂性肛瘘取得了良好疗效，一次手术治愈率 96.4％，成为目前保留括约肌术式治疗高位肛瘘较理想的术式。

肛周脓肿诊治的五要素

肛周脓肿为肛管直肠周围脓肿的简称，系指肛管直肠周围软组织及其周围间隙内发生急性化脓性感染所形成的脓肿。徐教授在 40 多年的临床工作中，对此疾病的认识和诊治中应注意的几个问题提出自己的看法，整理如下。

一、熟悉和了解肛周脓肿发生的病因病机，有的放矢，力求对因正确治疗

中医学认为肛周脓肿的发生多因外感六淫，内伤七情，脏腑受损，或饮食不节，过食辛辣厚味，致湿热内生，热毒结聚而致，或因肌肤损伤，毒邪内侵，瘀血凝滞，经络阻塞，血败肉腐而成，或脏腑虚弱，肺、脾、肾三阴亏损，湿热瘀血下注肛门所致。

现代医学认为，肛周脓肿的发生主要是由于肛窦、肛腺感染所致。这就是以 Eisenhammer（1958）和 Parks（1961）为代表的肛窦肛腺感染学说。该学说认为由于肛窦感染后感染沿肛腺导管蔓延，导致肛腺感染，形成括约肌间脓肿，感染再沿肛腺体的管状分支或联合纵肌纤维向上、向下、向外、向内或向左右扩张蔓延到肛管直肠周围间隙，形成不同部位的脓肿，并认为这类脓肿最易形成肛瘘（＞95％以上）。1979 年埃及学者 Shafik 又提出了中央间隙感染学说，认为肛门肛管上皮破损发生感染，感染沿着其下的纤维进入中央间隙，形成中央间隙脓肿，脓肿再沿着中央腱之纤维隔向着四面八方蔓延进入肛管直肠周围间隙，形成不同部位的脓肿。

徐教授认为这两学说实际上是异曲同工，后者是对前者的补充和完善。之后又有免疫学说、胚胎学、性激素学说和细菌学等均从不同的角度充实了肛周脓肿形成的病因学说，对临床都有着重要指导价值，在临床中一定要针对这些病因进行治疗，可收到事半功倍的效果，为此作如下几点建议：

1. 对有确切或可疑内口的肛周脓肿一定要采用根治术治疗，正确彻底地处理好内口和保证脓肿引流通畅，以杜绝感染源和防止假愈合，使脓肿一次治愈而不致形成肛瘘。因为这类肛周脓肿多是肛窦肛腺或部分中央间隙感染所致，又称为瘘管性脓肿。

2. 未见确切或可疑内口的肛周脓肿，多为非瘘管性脓肿，常因血源性感染胚胎组织异位感染或皮脂腺囊肿等其他因素所致感染发生的脓肿，对此可先行引流或加以局部脓肿切除术，不要盲目行根治术，更不能盲目制造内口而行根治术，造成不必要的损伤和后遗症，待脓肿不愈形成肛瘘后再行手术根治。

3. 免疫功能低下或体质虚弱的患者，应采用中西医治疗增强免疫功能提高患者的抗病能力，以亡羊补牢，这就是中医所说"正气存内，邪不可干，邪之所凑，其气必虚"的道理。

4. 对于雄激素水平过高的患者应予相应治疗，可收到事半功倍的效果，不主张轻易使用雌激素，一般用中医药进行治疗，如用知柏地黄丸类可收到良好的疗效。

5. 常规做脓培养或活组织检查，明确病变组织类型和致病菌，选择性地使用抗炎药物以提高疗效，对于结核性特异感染应予抗结核和相应治疗。

6. 纠正不恰当的处理办法，由于一些非肛肠专业人员缺乏对肛周脓肿病因学的了解，因而在临床中对肛周脓肿进行了一些不当处理。常见的有两种，一种是对已确诊的肛周脓肿行常规穿刺抽脓和脓腔内推注抗生素的办法，这种方法作为处理体表脓肿不失为一种有效的方法，但对于肛周脓肿却是无益的。因为肛周脓肿的病因学说说明了这一脓肿大多由肛窦肛腺感染化脓而成，感染源头内口未处理，仅局部抽脓使用抗生素，好比是河边抽水，河的上游未截流，仅在局部抽水水能干吗？另一种是肛周脓肿的手术时机选择不当，中医对脓肿是"脓成决以刀针"，西医也认为在脓肿成熟有波动感时始行切开引流术，这一治疗原则对体表脓肿是正确的而对于肛周脓肿则不适用。因为肛周脓肿的病因学表明，无论是肛窦肛腺感染学说或是中央间隙感染学说，脓肿的形成先在位于体内深隐的肛腺、括约肌间隙或中央间隙，也就是说先有肛腺脓肿、括约肌间隙脓肿或中央间隙脓肿，之后再向肛管直肠周围间隙蔓延形成各种间隙脓肿。位于肛提肌上的高位脓肿，临床体表体征不显，一般看不到红肿，肛外也摸不到波动感。对于肛提肌以下的肛周脓肿，虽可看到局部红肿，但非到严重时也只是硬节而无波动感。肛周若以有波动感才决定手术治疗肛周脓肿，似为时过晚，很可能因延误治疗而造成脓肿继续蔓延使病情恶化，增加根治的难度，所以对肛周脓肿只要确诊即应尽早手术，若情况特殊也应做单纯切开引流术，防止脓肿扩散。

二、熟悉和了解肛周脓肿的症状、体征与特点，防止误诊和做好及时正确的治疗

肛周脓肿传统上可分为肛提肌上脓肿与肛提肌下脓肿，1978 年

Eisenhammer 将其分成瘘管性脓肿和非瘘管性脓肿。在国内以前者分类影响为大，且对脓肿的治疗有重要的指导意义。

肛提肌以上脓肿系高位脓肿，主要包括骨盆直肠间隙脓肿、直肠后间隙脓肿、直肠黏膜下脓肿。临床以寒战、高热、乏力、肛门部或骶尾部胀痛不适为主症，苔黄或黄厚腻、脉数。若不并发肛提肌以下脓肿，肛外症状不显，肛镜或直肠镜检查直肠黏膜充血水肿，肿胀炎性反应明显或脓性苔膜。因此常被误诊为直肠炎或直肠溃疡。对这类脓肿肛门指诊检查很重要，常规脓肿穿刺可抽出脓液，但在早期由于脓肿深隐，范围又小，故穿刺不易成功，有条件者可做肛管直肠腔内 B 超检查，有利于提高诊断率。指诊时觉肛温偏高，若为黏膜下脓肿，可扪及病变部位黏膜隆起表面光滑，可有囊性波动感，压之可凹下胀痛难受；若为直肠后间隙脓肿，可扪及直肠后壁丰隆呈纵行肿块，壁厚或硬或软，波动感不显，触压不凹下，压痛明显，难受；若为骨盆直肠间隙脓肿，指诊可见直肠患侧丰隆肿胀高突，与直肠后间隙脓肿指感一致，仅病变部位不同而已；若直肠后间隙脓肿合并单侧骨盆直肠间隙脓肿，指检可扪及直肠后壁与患侧贯通形成半蹄铁形脓肿之肿块；若两侧骨盆直肠间隙脓肿均已贯通是蹄铁形脓肿，这时指诊发现直肠腔变窄，肿块几乎充满直肠，大便难解而里急后重，这就是各类高位脓肿的特点。了解这些后，再结合全身症状和检查可作出诊断。

肛提肌下脓肿多系低位脓肿，主要包括有坐骨直肠间隙脓肿，肛管后（深、浅）间隙脓肿，肛管前（深、浅）间隙脓肿，肛门周围间隙脓肿。临床以肛周局部红肿热痛为主症，指诊压痛明显，早期仅局部红肿硬痛，常易与血栓痔、炎性痔和疝疮混淆而误诊；中、晚期有波动感，局部穿刺可抽出脓液，一般全身症状不显，根据局部体征和检查与临床症状较易作出诊断。临床中对这类脓肿要高度警惕，因其常与肛提肌上脓肿并存，或其脓腔常常经过外括约肌深部或耻骨直肠肌成为高位脓肿。

肛周脓肿的诊断一旦确立，应立即采用相应的方法进行尽早根治，若因特殊原因不能做根治术时，也应及时单纯切开排脓引流，防止病情恶化。

三、准确彻底地处理内口和保证引流通畅是治愈肛周脓肿的关键

肛周脓肿能否治愈不再复发和不成为肛瘘，关键在于内口的处理是否彻底、引流是否通畅，如果内口处理好，杜绝了感染源头的感染物质继续侵入，同时使引流通畅，伤口由基底逐渐修复愈合而无假愈合，则必然治愈。否则即会复发或成为肛瘘，现将寻找和处理内口的几种方法介绍于下。

1. 染色法

于肛周脓肿高突顶端或波动明显处做一小切口进入脓腔放出脓液后，于肛内放入盐水纱条，用吸有染色液带有秃头针头的空针，将秃头针头由切口伸入脓腔内注入染色液，以了解内口之位置。

2. 探针法

如上法做小切口放出脓液后，用一手食指伸入肛内扪及可疑内口处固定，将另一手持探针由小切口伸入，经脓腔由食指固定之可疑内口处轻松探出，这是常规探针法；另外，徐教授运用有钩探针由内向外探出，常可消除潜在的隐蔽性内口，而做到更稳妥。

3. 肛镜检查法

术中先用手指检查病变区域和可疑内口，再用圆筒肛镜或直肠镜放入肛管直肠，看准可疑内口处，再轻轻挤压脓肿，观察有无脓液从内口溢出。也可用染色法，于脓腔注入染色剂，观察有无染色剂从内口或其他可疑处溢出或染色。同时观察其他可疑内口处的肛隐窝是否变深，或上皮向内生长形成管道，以确定内口。

4. 触摸牵拉法

用手指仔细触摸确定脓肿的范围和向肛内走行的情况，并大体确立内口的可疑位置，此时用两把鼠齿钳，钳夹可疑内口两侧将其向外牵提，显露可疑内口区域，观察有无变深的肛隐窝，有无炎性反应，有无脓液溢出，有无上皮向内生长形成管道；对于反复发作的脓肿还可牵拉脓腔中的瘘道，看有无被牵动凹下，或手指感觉有无被牵动的感觉，以此确立内口的位置。

5. 举一反三法

无论是肛周脓肿或肛瘘，当主要内口确立后，一定要在这一内口附近仔细寻找有无其他可疑内口，仔细观察邻近肛隐窝有无炎性反应，有无脓液溢出，有无变深，有无上皮向内生长，有无硬节，有无染色等情况；再用探针由外向内或由内向外探查以确定分支内口。当脓肿的内口准确无误和无遗漏地确定处理后，使脓肿之引流口保持引流通畅则是脓肿治愈的又一个重点。这是徐教授常用的方法。

此外，肛周脓肿引流口大小合适，切口最低点与脓腔外缘平齐，使脓肿充分引流。

引流条大小合适，放置不要过深也不要过浅，达到脓腔中部即可，给脓腔自行塌闭的空间，同时使其基底向上愈合，防止桥形愈合。

当脓腔伤口愈合接近尾声时，再用有钩探针由内向外钩挂以防止假愈合。

四、既要根治脓肿，又要尽量减少损伤和保护好肛门功能

对肛周脓肿的治疗，原则上一般主张早期治疗，使用根治术则大体经历了两个阶段，20世纪80年代前主张低位脓肿内口明确者，可一次切开引流治疗；高位脓肿或内口不确切者可先行切开引流术，待形成肛瘘后再行肛瘘手术。20世纪80年代后进入了第二阶段，大多学者主张对肛周脓肿，无论高低位只要内口确切都应一次根治，特别是在以Parks（1961）为代表的学者认为肛周脓肿与肛瘘是同一疾病的不同阶段。这一观点问世后，广大学者都主张早期根治脓肿，防止肛瘘的形成和发生。我国由于采用了中西结合的方法，在治疗肛周脓肿方面已走在了世界的前面，但是仍然存在如何根治脓肿和减少损伤、保护肛门功能的问题，而且比治疗肛瘘显得更为突出和重要。这是因为肛瘘是肛周脓肿的慢性期、静止期，是继脓肿之后的疾病，无论是病程或病变状况都与脓肿不同，而脓肿病程短，病变为急性发作，故肛周组织不存在像肛瘘一样有不同程度的粘连。因此在做根治术时，若处理不当极易损伤肛门周围组织而影响括约肌功能，造成不同程度的肛门失禁。所以在根治肛周脓肿时一定要比根治肛瘘更小心，防止过多损伤，而造成肛门失禁。为

此徐教授建议：

1. 认真确定肛周脓肿的类型和所在位置，恰当选择和制订正确的治疗方案。传统理论将肛周脓肿分为肛提肌上脓肿和肛提肌下脓肿。前者为高位，后者为低位，按理论上讲这是完全正确的，而且对临床有重要的指导意义。作为肛肠专科医师必须明确。但仅此还不够，在临床中必须灵活运用，具体情况具体分析，因为在临床中常可出现如下两种情况，且易被忽略，一是脓肿可以是单间隙的，也可以是多间隙的，可以是高位脓肿与低位脓肿同时存在；另外，虽为肛提肌下脓肿，未波及肛提肌上间隙，但形成脓肿的感染途径已经经过了外括约肌深部或波及耻骨直肠肌，这时如果仅按肛提肌下脓肿或单个脓肿处理，脓肿就会复发或发生严重的肛门失禁等后遗症，临床中必须高度重视。因此对肛周脓肿一定要认真检查，有条件者可配合肛管腔内 B 超检查，了解脓肿的位置是单个的肛提肌以上脓肿或肛提肌以下脓肿，或是上下贯通呈哑铃状的复杂脓肿，或是多间隙的脓肿，或是虽为肛提肌以下脓肿但其腔道已经过了外括约肌深部或波及耻骨直肠肌。再根据不同的情况，选择不同的手术方法。对于真正的低位单间隙脓肿，即感染腔道位于外括约肌深部以下且仅有 1 个内口者采用一次切开引流术；若有 2 个内口者，则用挂线切开引流术，可避免因同时 2 处切断外括约肌浅部以下组织而造成肛门关闭不严的问题。对于低位多间隙仅有 1 个内口的肛周脓肿采用内口切开多切口引流可使引流通畅；若有 2 个或以上内口则用挂线多切口引流术可使引流通畅，又可避免肛管组织同时受损。对于肛提肌上脓肿或肛提肌下脓肿的脓腔经过外括约肌深部以上者，均按高位脓肿处理。对于肛提肌上脓肿或肛提肌下脓肿的脓腔经过外括约肌深部以上者均按高位脓肿处理，单内口、单间隙者用挂线切开引流术治疗，单内口或多内口、多间隙脓肿用挂线多切口引流术处理。对于多处挂线者术中仅拉紧 1 处或 2 处，其他可放松留线，待术后 10 ~ 12 天后再行紧线。若为单一内口，高度不超过 1.5cm，无明显炎症反应者，可做内口封闭切开引流术；多间隙脓肿则做多切口引流术，以不损伤括约肌。如此治疗既可使引流通畅，消除因感染源不断经内口造成的继发感染，又可因挂线使慢性切割和组织修复同时进行，有效地保护了肛门的括约功能，或用内口封闭避免了括约肌的损伤，从而收到良好的疗效，避免严重的后遗症。

若为单一内口，高度不超过齿线上 1.5cm，无明显炎症反应者，可做内口封闭切开引流术、多间隙脓肿多切口引流术，以不损伤括约肌。

2. 中西结合，提倡微创，避免和减少不必要的损伤。经典的肛周脓肿切开引流术主张切口较大、不留死腔而充分引流。但在临床中，由于术者掌握不当往往造成组织损伤过多，轻者肛门缺损、疤痕过大，重者出现严重的肛门失禁。随着人们对肛周脓肿的深入认识和治疗水平的提高，特别是采用中西结合进行治疗，提倡微创、小切口、多切口和提脓化腐生肌药的应用，使这一状况得到了大大的改观。根据这一治疗原则，徐教授在临床中主张：

（1）脓肿引流切口不用前后走行的弧形切口将脓肿全部切开，而用与肛门呈放射状的小切口，切口外缘与脓肿腔的外缘平齐即可。

（2）对于多间隙的半蹄铁形脓肿做 2 ~ 3 个小切口，对于蹄铁形脓肿做 3 ~ 5 个小切口，同一方位可分段做小切口，不必全部切口为一放射切口。

（3）小切口配合中医疗法，一般用中药煎汤熏洗以清热解毒、排脓活血化瘀、软化瘢痕，再用化腐生肌药提脓拔毒生肌，脓液多时脓腔内放置渴龙奔江丹药条引流，脓去腐生时用生肌散或生肌玉红膏，可收到事半功倍的效果，但对于孕妇不可使用丹药以避免纠纷。如果感染已经局限，也可采用缝合内口引流的方法治疗，但是不要闭门留寇。

3. 对婴幼儿患者，在处理时更应提倡微创，不可损伤过多。不论脓肿位置高低，均应采用挂线小切口引流或结合缝合的办法进行治疗，原则上不用化腐提脓的丹药。这是因为婴幼儿发育未丰，为稚阴稚阳之体，一方面恐难承受猛烈之药性，甚至会对其发育造成难以估计的不良影响；另一方面肛管直肠组织发育未全，轻微损伤也可能会导致严重后果，而且难以估计脓肿位置的高低，易于发生判断失误，所以在治疗婴幼儿脓肿时千万慎重。

五、认真仔细了解患者全身情况，对手术的适应证、禁忌证和可能发生的情况作出正确的判断，作到心中有数，不可盲目手术

对肛管直肠周围脓肿的诊治必须慎重，首先要对患者的病情病史和全身状况作一个全面的了解，判断可不可以进行手术治疗，再明确脓肿的类型，并根据不同情况选择恰当的处理和手术方法。

中西医结合诊治肛周脓肿经验

一、肛周脓肿的分类

1995 年，我国中医行业标准将肛痈分为两大类六种，将位于肛提肌下间隙的肛痈称为低位肛痈，位于肛提肌上间隙的肛痈称为高位肛痈。低位肛痈有：坐骨直肠间隙脓肿、肛周皮下脓肿、括约肌间间隙脓肿；高位肛痈有：骨盆直肠间隙脓肿、直肠后间隙脓肿、直肠黏膜下脓肿。

徐教授认为这一标准较为合理，但不全面，未将临床所见肛痈全面概括，故而将其分类补充如下。

1. 低位肛痈

脓肿位于肛提肌下间隙，或脓腔与内口相通，管道在外括约肌深部之下即平齿线下方，为低位肛痈。

（1）肛周皮下脓肿　脓肿位于肛门周围皮下间隙。

（2）坐骨直肠间隙脓肿　脓肿位于坐骨直肠间隙内，可以是单侧，也可以是双侧。内口与脓腔之间的管道在外括约肌深部之下。

（3）低位括约肌肌间间隙脓肿　脓肿位于内、外括约肌肌间平齿线平面之下，亦在联合纵肌间、中央间隙内。

（4）肛管后间隙脓肿　肛管后浅间隙脓肿：脓肿位于肛管后浅间隙。肛管后深间隙脓肿：脓肿位于肛管后深间隙。内口与脓肿通道位于外括约肌深部之下。

（5）肛管前间隙脓肿　肛管前浅间隙脓肿：脓肿位于肛管前浅间隙。肛管前深间隙脓肿：脓肿位于肛管前深间隙。内口与脓肿均位于外括约肌深部之下。

2.高位肛痈

脓肿位于肛提肌上间隙，或脓腔与内口相通管道在外括约肌深部之上，即平齿线上方，为高位肛痈。

（1）骨盆直肠间隙脓肿　脓肿位于骨盆直肠间隙，可为单侧，也可为双侧。

（2）直肠后间隙脓肿　脓肿位于直肠后间隙。

（3）直肠黏膜下脓肿　脓肿位于直肠黏膜下间隙。

（4）高位括约肌肌间间隙脓肿　脓肿位于内、外括约肌间平齿线平面之上间隙内，亦即肛提肌直肠后间隙内。

此外，坐骨直肠间隙脓肿、肛管后深间隙脓肿、肛管前深间隙脓肿等，若内口与脓腔通道位于外括约肌深部之上者，亦属于高位肛痈。

二、治疗

1.肛周脓肿的治疗原则

肛周脓肿一旦确诊，原则上应及时采用手术治疗，同时辅以中医辨证内外施治，并根据患者的实际情况和病情恰当选择微创式式，以尽可能根治脓肿和最大限度的保护好肛门的功能尽量减少肛门的并发症为原则进行治疗。

此外，对肛周脓肿的治疗还应注意和调节患者的全身情况，嘱其适当休息，注意情志，避免大怒、抑郁，注意饮食的调节，增加营养而易消化的食物，忌食辛辣食品，戒烟禁酒和醪糟，保持大便通畅和局部卫生，争取早日康复。

2.肛周脓肿的最佳式式选择（挂线切开引流术）

徐教授认为对于肛周脓肿，只要患者身体状况允许，没有特殊情况和手术禁忌证、内口清楚或比较清楚，都应一次手术根治。若患者系妊娠，或有严重的其他疾病，如肿瘤、心、肝、肾功能严重不全或白血病等应分次手术，可先行切开引流排脓，待情况允许时再考虑根治。肛痈的根治必须彻底、准确地解决和清除内口，同时保持引流通畅，防止复发和形成肛瘘，并尽量减少组织损伤和保护好肛门的功能。原则上无论脓肿位置的高低，建议均采用挂线切开引流术。

该法是徐教授将中医挂线和提脓化腐药物与西医切开引流术综合运用而创用的方法，治疗高位多间隙肛痈的方法。该法的特点是：既有中医挂线缓慢切割的优点，又有小切口多切口配合药物提脓化腐使引流通畅而组织损伤少，肛门功能保护较好的特色（详细步骤已在特色技术中详述，此处不再个赘述）。

3. 中医辨证施治

肛周脓肿的中医辨证施治，徐教授采用术后结合患者实际情况进行应用。一般情况，本病早期多为热证、实证、阳证或正虚邪实、阴阳兼杂，治当以清热解毒、祛瘀散结或扶正祛邪、软坚散结以消法为主；中期脓成毒留，治宜扶正托毒、排脓祛毒，治以托法为主；后期脓排毒消、正气虚弱，治宜益气养血、滋补肝肾或健脾运湿、扶正祛邪，治以补法为主。正如《外科证治全书·痈疽治法统论》说："初起者，审其症而消之，成脓者，因其势而逐之；毒尽者，益其所不足而敛之，此治痈之大旨也。于是乎，未出脓前，痈则宣其阳毒之滞，疽则解其阴寒之凝；已出脓后，痈则毒滞未尽宜托，疽有寒凝未解宜温。"现将内治法辨证施治论述于下。

（1）火毒蕴结　症见肛门周围突然肿痛，持续加剧，肛周患处可有肿块红肿热痛，触痛明显，可伴有发热、恶寒、疲乏、头痛、便秘溲赤等全身症状，舌红、苔黄、脉数。治宜泻火解毒，祛瘀散结。方用五味消毒饮合仙方活命饮加减。

（2）热毒炽盛　症见肛门肿痛剧烈，痛如鸡啄，夜寐不安，热毒为阳邪，燔灼焚焰，伤于人体，故而恶寒发热，舌红苔黄，脉弦滑；灼伤阴津则口干便秘，小便困难。治宜清热解毒，托脓散结。方用黄连解毒汤合仙方活命饮加减。

（3）湿热下注　症见肛门直肠坠胀疼痛，身软倦怠，时寒作热，纳差，渴不多饮，大便干结或稀溏，肛周患部红肿较重，舌质红、苔黄腻或黄白厚腻，脉濡数。治宜清热解毒，健脾利湿，消肿散结。方用黄连解毒汤和三仁汤加减或清热利湿汤加减。

（4）火毒内陷　症见高位肛痈失治或脓肿毒邪入营血，表现为高热，烦渴身痛，神昏谵语，腹胀便秘，小便短赤，脓肿范围广泛，肿胀明显，舌质红绛、苔黄燥或焦黑，脉数有力。治宜清营凉血，解毒散结。方用清营汤合安宫牛黄丸或紫雪丹加减。

（5）阴虚毒恋　症见肺、脾、肾三阴亏虚，肺气不固，营气不足，脾虚不运，肾虚失养，相火不制，虚火上炎，湿热毒邪乘虚下注，结聚肠头肛旁，加之过劳伤气，而湿生，湿聚化热，或脏腑阴虚，又过食辛辣，湿热内生，或外感毒邪结聚肛门，郁久化热，热盛肉腐而成痈肿。故而肛门肿痛灼热，皮色暗红；阴虚毒恋，御敌无力而溃后难敛；阴不制阳则午后潮热盗汗，心烦口干；虚火上炎则见舌红少苔，脉细数。治宜滋阴清热，解毒散结。方用青蒿鳖甲汤合五味消毒饮加减。若肺阴虚，症见咳嗽咯血、骨蒸盗汗，酌加沙参、麦冬、天冬、白及、百合；若腰酸疼痛、遗精、失眠、耳鸣，可加龟板、桑椹等药以扶正祛邪、攻补兼施。

（6）阴虚湿热　症见肛周患部硬结肿胀平塌，皮色暗红或不红，按之则轻微疼痛或刺痛如锥，皮温不高，成脓较慢，溃后脓液淡白，稀薄不臭，溃口内陷，呈空壳状，全身症状以阴虚兼湿热证候为主，即在阴虚毒恋证上还有湿证。一般身体倦怠，不发热或有虚热，或寒热往来，夜间尤甚，大便虚秘或稀溏，小便淋沥。舌尖红、体瘦，苔黄白厚腻，脉细数无力或濡。治宜滋阴清热，除湿软坚。方用滋阴除湿汤加减。若兼脾虚不运者，症见神疲纳差，便溏不爽，酌加炒白术、山药、薏苡仁、茯苓；若阴虚寒邪凝滞，兼见畏寒肢冷，肿块坚硬不痛或隐隐作痛，不红不热，舌淡，苔白多黄少或白滑，脉迟缓。应滋阴散寒，温阳散结。加用阳和汤。若兼气血两虚，症见少气懒言，面色㿠白，溃后久不收口，舌淡，苔薄黄少津，亦加党参、山药、大枣等补益气血之药。

熏洗疗法在临床中的应用

熏洗疗法在临床中的应用非常广泛，涉及内、外、妇、儿各科，用之得当可以收到立竿见影和独特的疗效。徐教授特将其总结，以备后学。

一、常用方法

熏洗疗法根据所用药物的方法、部位不同，常可分为烟熏法、鼻嗅法、淋洗法、熏洗法、浸渍法等。

1. 烟熏法

烟熏法是将药物放入容器内，加炭燃烧或加热，让浓烟熏蒸裸露患部至其分泌物流出（如鼻液、汗液等），或全身裸露进行熏蒸汗出，或熏咽部从而达到治疗疾病的目的。

2. 鼻嗅法

鼻嗅法是利用中药的气味或药物加热后产生的挥发物，通过自然呼吸使药物直接作用于鼻部、呼吸道和肺部，从而达到治疗疾病的目的。

3. 淋洗法

淋洗法是将药物制成汤液淋洗患部而达到治疗疾病的目的，中医习惯将淋洗四肢称为"渐渍"，淋洗腹背称为"淋射"，浴在下部称为"浴渍"。

4. 熏洗法

熏洗法是将药物制成汤水，再将患部或全身浸入药液之中而达到治疗疾病的目的。

5. 浸渍法

浸渍法是将药物制成溶液，再用纱布或棉花浸透药液浸敷患部从而达到治疗的目的。

二、常用方药和治疗病症

1. 烟熏法

（1）梅毒烟熏方

处方：水银、黑铅、黄丹各 6g，烰炭 12g。

用法：先将黑铅放于铜勺内熔化，再下水银搅拌成砂，然后倾出，贮于磁盆内，倒入黄丹搅匀，用炽炭燃烧出烟，张口烟熏，让口中流出涎水，毒随涎出，数次可愈。

功用：灭菌排毒。

主治：梅毒。

（2）疥疮烟熏方

处方：水银 6g，用胡桃 1 枚，除去里肉，壳留用。

用法：将水银放于胡桃壳内，外用纸封闭，放在缓火火炭的火盆里加热，将火盆放在大木桶内，令患者脱净内衣，裸体盘坐其中，露出口鼻，木桶周围口用被盖严，勿令泄气，让浓烟熏蒸，待药尽烟无，一般 3 次可愈。

功用：杀虫止痒。

主治：疥疮。

（3）硫黄烟熏方

处方：硫黄 16g，艾叶 30g。

用法：研匀做成燃条，浸油点灯，放于木桶内，如上法烟熏之。

功用：杀虫祛毒，活血止痒。

主治：疥疮、痈疖未溃破时。

（4）神灯照法

处方：朱砂、雄黄、血竭、没药各 6g，麝香 1.2g，共为细末，备用。

用法：取上药 0.9g，用丝棉纸滚药搓粘，长 23cm，麻油浸透，燃点用烟熏患处。

功用：清热解毒，活血通络。

主治：痈肿（气血两亏）。

（5）劳宫熏疗法

处方：巴豆 4 ~ 8 粒，50° 白酒 250mL。

用法：将巴豆放入白酒内，放火上加热煮沸，再将白酒倒入小口瓶中，趁热熏健侧劳宫穴约 20 分钟，每日 1 次，10 次为一疗程。

功用：祛风散寒，通经活络。

主治：面神经麻痹。

（6）癣症熏药

处方：苍术、黄柏、苦参、防风、大枫子、白鲜皮、松香、鹤虱草、五倍子各等分。

用法：上药共研粗末，用纸搓成药条备用，用时点燃熏患处，每日 2 ~ 3 次，损害区有层黄油勿拭。

功用：祛风除湿，杀虫止痒。

主治：神经性皮炎。

（7）香菊熏疗法

处方：菊花、檀香木、薄荷等量。

用法：将上药放入水壶中加水烧开后离炉，面对蒸汽熏蒸 5 ~ 6 分钟，保持距离勿烫伤。

功用：疏风清热，保水润肤。

主治：面部粗糙。

（8）加味二妙熏药

处方：苍术、黄柏、苦参、防风各 10g，大枫子、白鲜皮各 30g，松香、鹤风草各 12g，五倍子 15g。

用法：共碾粗末，用较厚草纸卷药末成纸卷，燃烟熏患处，每日 1 ~ 2 次，每次 15 ~ 20 分钟，湿度以患者能耐受为宜。

功用：清热解毒，疏风除湿。

主治：阴囊湿疹。

（9）超声雾化法

处方：鱼腥草注射液、当归注射液各 1 支。

用法：将上药放入超声雾化器药杯中，起雾后直接吸入咽喉每日 1 次，每次 15 ~ 20 分钟。

功用：清热解毒，养血活血。

主治：慢性咽炎。

（10）吸熏疗法

处方：百部 0.55g，鳖甲 0.3g，细辛 0.15g，炕烟丝 1.2g。

用法：鳖甲焙枯，细辛晒干研细末，百部切成细丝片混入炕烟丝内制卷烟时，每支投入上两种药末 1 份，卷成普通香烟大小，用时反复吸熏于患处。

功用：滋阴降火，疏风止痛。

主治：牙痛。

（11）牙痛烟熏方

处方：白芷、细辛、薄荷、冰片各等分。

用法：将前三味药烘干，研细，过筛，再加冰片调匀细研，装瓶密封，用时取药粉适量卷成烟卷，点燃吸入口中，闭口 1 ~ 2 分钟吐出（用鼻呼吸尽量减少烟雾进入肺内）。如此反复多次地吸吐，吸完 1 支，即可止痛。

功用：疏风止痛。

主治：牙痛。

（12）熏耳疗法

处方：莨菪子。

用法：将上药用麻油拌后，点燃，用其烟熏患侧的耳中，一般 1 次即可止痛。为了巩固疗效，5 天后再熏 1 次。

功用：止痛。

主治：牙痛。

（13）蒸汽疗法

处方：青木香 500g，爬山虎 250g，益母草 500g，荆芥 420g，透骨草

420g，大茴香 300g，桑寄生 500g，防风 250g，石菖蒲 250g，木贼 250g，石楠藤 500g，鸡血藤 250g，苏叶 420g，忍冬藤 500g。

用法：把上药放入熏疗室内蒸煮，让室内充满药物蒸汽，并调节温度在 35℃～45℃，病人裸体进入蒸室内熏蒸 30～45 分钟，隔日蒸疗 1 次，5～7 次为一疗程。若进行第二个疗程，一般中间休息 3～5 天进行。蒸疗后，患者在温暖宽敞干燥的休息室休息 1 小时，酌情补充水分。

功用：疏风除湿，活血通络，清热止痛。

主治：类风湿关节炎。

2. 鼻嗅法

（1）梅毒一粒香

处方：银珠、铅粉各 1.0g，木炭末 2.25g。

用法：共研细末，用米汤调和，做成约 3cm 长的线香状条子晒干备用。用时先服防风通圣散一二剂，然后将药锭置碗中燃烧，以漏斗覆于碗内药条上，让患者从鼻嗅漏斗管中冒出的烟。为避免口腔炎，患者必须满口含清水方可嗅烟。旁边备空盆 1 个，以方便将口中清水吐入，边嗅边换口中清水，此水千万不可咽下，否则烂喉。嗅至药条燃完，无烟为止。所吐之水，倒于厕所，以减其毒。如病重者，嗅药 3 天后，毒如果大发，不必疑怕，过二三天之后毒疮即自然结痂脱落而愈，如病轻者，即可疮干结痂。也可不做成香条，将药用黄表纸裹成捻纸形，燃置鼻端嗅之，亦收同效。

功用：杀菌祛毒。

主治：梅毒。

（2）菊花枕

处方：菊花适量。

用法：将菊花装入枕内，垫头。

功用：安神明目。

主治：头晕，目眩。

（3）气雾吸入法

处方1：麻黄6g，杏仁9g，葶苈子10g，陈皮10g，款冬花15g，紫菀10g，厚朴9g，紫苏10g，茯苓12g，半夏9g，瓜蒌10g，甘草6g。

用法：将药物放入有嘴的壶中，加水适量，盖好盖，加热煮沸，让蒸汽从壶嘴中冒出。患者口鼻周围涂以凡士林以防烫伤，坐在壶嘴前面将气雾吸入，每日2～4次，每次15～20分钟；或将药物文火煎煮取汁10mL，放入超声雾化器中，进行雾化吸入。每日1次，每次10～15分钟。

功用：开泄肺气平喘，止咳祛痰。

主治：肺气肿。

处方2：麻黄9g，杏仁10g，石膏20g，桑白皮15g，甘草6g。

处方3：桑叶15g，杏仁10g，知母15g，前胡10g，白前10g，桔梗6g，金银花20g，鱼腥草20g，甘草3g。

处方4：大青叶10g，玄参20g，生地黄10g，桔梗6g，牛蒡子10g，薄荷10g，金银花15g，甘草3g。

用法：根据病情任选一方，按处方1法用法进行吸入。

功用：清热解毒，止咳化痰。

主治：肺炎。

处方5：杏仁10g，枇杷叶10g，鱼腥草20g，前胡10g，白及10g，桔梗10g，三七3g，蒲黄12g，五灵脂10g，金银花10g，连翘10g。

用法：同上，7日为一疗程。

功用：清热解毒，活血化瘀，止血养血，止咳化痰。

主治：支气管扩张。

处方6：细辛10g，胡椒（或川椒）10g，干姜6g。

用法：将药浸于白酒15～30mL中4小时，然后加水适量，置锅内煮，煮沸时用一喇叭形纸筒大口端放于药锅上，小口端对准患者鼻孔吸入药气，每次10分钟，每日2次。

功用：芳香开窍，活络止痛。

主治：三叉神经痛。

处方 7：鲜芫荽 1 把，苏叶、藿香各 3g，陈皮、砂仁各 6g。

用法：上药加水煎沸，倾入大壶内，将壶嘴对准患者鼻孔，令吸入蒸汽，每日 2～3 次。

功用：芳香醒脾，和胃止呕。

主治：妊娠呕吐。

3. 淋洗法

（1）皮肤科

①风癣方

处方：苦参 30g，蛇床子 30g，川椒目 12g，明矾 12g。

用法：用上药煎水淋洗或浴洗患部或全身。

功用：开腠理、散风热、去红斑。

主治：风热疮，即斑疹、脱屑如糠秕之状，四周淡红色的急性皮肤病。

②栗树叶洗剂

处方：鲜板栗树叶 250g，生甘草 31g，雄黄粉 15g，铁锈粉 31g。

用法：上药加水文火煎煮，若全身淋洗药水应适量增加，若局部患处洗涤可加水 1000mL 煎至 500mL，微湿淋洗。每日 1～2 次。

功用：祛风除湿，杀虫止痒。

主治：接触性皮炎。

③马齿苋洗剂

处方：马齿苋 120g（鲜品 180g）。

用法：加水 1500mL 浓煎取汁，淋洗患处或湿敷病灶，全身淋洗时药量酌情加大。

功用：清热解毒，除湿止痒。

主治：药物性皮炎、接触性皮炎。

④三黄洗剂

处方：大黄、黄柏、黄芩、苦参各等分。

用法、功用、主治：同上。

⑤地骨皮四味药洗方

处方：地骨皮、白矾（煅）各 150g，老槐枝 500g，川花椒 50g。

用法：取地骨皮、老槐枝、川花椒加水，再加入白矾溶化即得，外用淋洗，每日 1 次。

功用：疏风止痒。

主治：神经性皮炎。

⑥千里光藏青果药浴方

处方：千里光 500g，藏青果（捣）150g。

用法：上药煎汤，去渣，外用沐浴，每日 1 次。

功用、主治：同前方。

⑦瘙痒洗药方

处方 1：地肤子 30g，苍耳子 30g，木贼 30g，蚕砂 20g，浮萍 30g。

用法：上药加水 2000mL 煮沸，去渣，取汁，温洗全身或患处。

功用：疏风，除湿，止痒。

主治：皮肤瘙痒症。

处方 2：枯矾 120g，山椒 120g，朴硝 500g，野菊花 250g。

用法：上药加水 15～20kg，煮沸过滤，趁温淋浴洗至微出汗为度，每日 1 次。

功用：清热疏风止痒。

主治：皮肤瘙痒症。

⑧复方紫花地丁洗液

处方：紫花地丁 20g，生苍术 20g，赤芍 15g，艾叶 15g，蒲公英 20g，地肤子 15g，花椒 15g，黄柏 15g，独活 15g，金银花 15g，连翘 15g，生甘草 15g，葱头、蒜胡适量。

用法：上药加水 1～2kg，煎汤去渣，用时外洗患处或淋浴全身，每日 3～5 次。

功用：清热解毒，除湿通络，疏风止痒。

主治：脂溢性皮炎。

⑨参椒汤

处方：苦参 250g，花椒 50g，硫黄 30g。

用法：上药加米泔水 10 ~ 20kg，煎汤，过滤去渣，外用淋浴，每日 1 次。

功用：杀虫止痒。

主治：疥疮。

⑩地肤子洗剂

处方：地肤子 12g，白芷 9g，防风 9g，川椒 9g，赤芍 9g，透骨草 9g，一枝蒿 9g，独活 9g，荆芥 9g。

用法：上药加水 1.5kg，煎煮，浴洗全身。

功用：活血通络，疏风止痒。

主治：荨麻疹。

（2）内科

①矿泉疗法

处方：碳酸泉（含游离二氧化碳每升在 1000mg 以上，含固体成分每升不足 1000mg 的地热水）或碳酸土类泉（水中含二氧化碳和固体成分的总量在每升 1000mg 以上。其主要成分阴离子是碳酸，阳离子是钙、镁）或单纯泉、硫酸盐泉、食盐泉等。

用法：用上矿泉水做全身淋洗或浸浴，若水温在 38℃ ~ 39℃时每次浴 10 ~ 20 分钟，当水温在 35℃ ~ 37℃时每次浴 1 小时。

功用：活血通络，开泄肺气，调节脏腑功能。

主治：肺气肿、慢性肾炎。

②药浴

处方 1：麻黄、羌活、防风、荆芥、苍术、柴胡、紫苏梗、柳枝、葱白各等量。

用法：将上药煎汤热浴或热淋浴，令患者汗出为度。

功用：疏风祛湿，开腠理，散风寒。

主治：急性肾炎。

处方2：黄芪、白术、桔梗、防风、川续断、苍术各60g，浮萍100g，忍冬藤、冬瓜皮各120g，泽泻45g。

用法：同上。

功用：益气固表，调和营卫，祛风除湿，清热通络。

主治：慢性肾炎。

处方3：桃枝、柳枝、木通、花椒、明矾各30g，葱白100g，灯心草15g。

用法：同上。

功用：开窍通络，利尿。

主治：尿潴留。

③芒硝牵牛子汤

处方：芒硝20g，大黄20g，甘遂20g，牵牛子20g。

用法：将上药煎汤，患者坐入盆中，趁热用汤药淋洗全身和小腹、二阴，每日2次，10次为一疗程。

功用：清热活血，利水消胀。

主治：鼓胀。

4. 浴洗法

（1）皮肤科

①板蓝根煎剂

处方：板蓝根60g。

用法：上药加水800mL，浓煎取汁，先熏后洗，每日2～3次，每次15～20分钟。

功用：清热解毒。

主治：寻常疣、蹠疣。

②苦木洗剂

处方：苦参、木贼草、香附各 60g。

用法：上药加水 1500mL，煎沸后先熏后洗患处，每日 1 ～ 2 次，每次 15 ～ 20 分钟。

功用：清热解毒，疏风除湿。

主治：寻常疣、蹠疣。

③消疣洗剂

处方：鲜马齿苋 30g（干品加倍），苍术、蜂房、白芷、陈皮各 9g，细辛 6g，蛇床子、苦参各 12g。

用法：上药加水 1500mL，煎沸后洗涤患处，每日 2 ～ 3 次，每次 15 ～ 20 分钟。10 次为一疗程。

功用：清热解毒，疏风除湿。

主治：扁平疣。

④马齿苋合剂

处方：马齿苋 30g，大青叶 30g，败酱草 30g，紫草 9g。

用法：上药加水 1500mL，煎沸后熏洗患处，每日 1 ～ 2 次，每次 20 分钟。

功用：清热解毒，疏风止痒。

主治：扁平疣。

⑤复方牡蛎汤

处方：煅牡蛎 30g，生牡蛎 30g，金钱草 60g，红花 9g，薏苡仁 15g。

用法：上药煎汤熏洗患处，每日 1 次，每次 20 分钟。

功用：除湿养颜。

主治：扁平疣。

⑥木贼苦参汤

处方：木贼 30g，黄柏 20g，苍术 15g，当归 15g，白花蛇舌草 30g，苦参 30g。

用法：上药加水 1500mL，文火煎煮至 1000mL，滤渣取汁，先熏后洗，每日 2 ～ 3 次，每次 20 ～ 30 分钟。

功用：清热解毒，养血除湿。

主治：尖锐湿疣。

⑦复方苦木洗剂

处方：苦参 30g，木贼 30g，蚤休 30g，大青叶 30g，蛇床子 30g，五倍子 15g。

用法、功用、主治：同上。

⑧颠倒散洗剂

处方：硫黄、生大黄各 75g，石灰水 1000mL。

用法；将硫黄、生大黄研极细末后加入石灰水（将石灰与水搅浑待澄清后取清水）1000mL，混合备用。治疗带状疱疹取药液外搽；治疗脓疱疮取药液先熏后洗，每次 20 ～ 30 分钟，每日 3 ～ 4 次。

功用：清热解毒，杀虫止痒。

主治：脓疱疮、带状疱疹。

⑨解毒洗剂

处方：蒲公英 30g，苦参、黄柏、连翘、杭菊花、木鳖子各 12g，金银花、白芷、赤芍、丹皮、生甘草各 10g。

用法：上药加水 2000mL 浓煎取汁，过滤去渣，趁热熏洗患处每日 1 ～ 2 次，每次 20 ～ 30 分钟。

功用：清热解毒，疏风活血。

主治：脓疱疮。

⑩消炎洗剂

处方：白头翁 15g，白鲜皮 15g，黄柏 10g，黄芩 15g，石榴皮 15g。

用法、功用、主治：同上。

⑪复方金银花洗药

处方：金银花、野菊花、苦参、黄柏各 9g，白矾 6g。

用法：功用、主治：同上。

⑫ 复方樟树叶合剂

处方：鲜樟树叶 60g，鲜乌桕叶 60g，松叶 60g，生姜 30g，野菊花 60g，夏枯草 60g。

用法：上药切碎加水 1500 ~ 2000mL，煮沸过滤去渣，每晚熏洗 1 ~ 2 次，每次 20 ~ 30 分钟。

功用：清热解毒，活血通络。

主治：丹毒（大腿风）。

⑬ 复方百部洗剂

处方：生草乌 10g，百部 10g，土槿皮 10g，白鲜皮 10g，威灵仙 10g，猪牙皂 10g，蛇床子 10g。

用法：将上药放入砂锅内，加入 10％ 冰醋酸 200mL，再加水 200mL 加热至沸，用蒸汽熏蒸患部 20 分钟，待冷洗患部。

功用：清热解毒，活血通络，疏风止痒。

主治：体癣和股癣、手足癣。

⑭ 复方川椒洗剂

处方：川椒 15g，荆芥 9g，防风 9g，丹参 31g，苏木 31g，红花 12g，当归 31g，蛇床子 15g，胡黄连 9g，地肤子 15g，大枫子 15g，土槿皮 15g。

用法：上药加水 3000mL，文火煎至 1500mL，趁热洗患处，每日 3 ~ 6 次，每次 15 分钟。药液可加热重复使用。

功用：养血祛风，活血通络，疏风止痒。

主治：手足癣。

⑮ 除湿洗剂

处方：生川乌、生草乌、皂角、牛蒡子、荆芥穗、防风、苦参、泽兰、蛇床子、赤芍、川椒、白鲜皮、鹤虱、大黄各 15g，大枫子 24g，丹皮 9g。

用法：上药水煎，过滤去渣，趁热熏洗患处，每日 1 ~ 2 次，每次 30 ~ 60 分钟。

功用：疏风除湿，杀虫止痒，活血通络。

主治：手足癣。

⑯ 七味葱根洗方

处方：当归 6g，独活 6g，白芷 6g，生草乌 6g，生天南星 6g，狼毒 6g，生半夏 6g，葱根 7 根。

用法：取生草乌、生天南星、生半夏加水适量先煎，然后加其余药煎汤去渣，趁热先熏后洗患处，每日 2 ~ 3 次。

功用：养血息风，活血通络，杀虫止痒。

主治：神经性皮炎。

⑰ 苍肤子洗剂

处方：苍耳子、地肤子、威灵仙、艾叶、吴茱萸各 15g。

用法、功用、主治：同上。

⑱ 瘙痒洗药 1 号

处方：蛇床子 30g，地肤子 30g，百部 15g，苦参 30g，花椒 15g，明矾 15g，白鲜皮 15g，千里光 30g。

用法：上药加水 1500mL 煮沸后过滤去渣，趁热先熏后洗，早晚各 1 次。

功用：疏风清热，杀虫止痒。

主治：局部瘙痒症。

⑲ 苦白矾洗剂

处方：苦参、苍耳子各 30g，白鲜皮 15g，明矾 3g，地肤子 15g，紫花地丁 20g，生苍术 20g，赤芍 15g，陈艾 15g，黄柏 15g。

用法：上药加水 1 ~ 2kg，煎汤外洗，熏洗患处，每日 3 ~ 5 次。

功用：清热解毒，祛风止痒。

主治：神经性皮炎。

⑳ 头皮洗药

处方：苦参、甘草各 15g，花椒、月石、硫黄粉各 9g。

用法：将前 3 味药煎液去渣取汁约 1000mL，趁热将后 2 味药加入搅匀即得，待温洗头，每周 2 ～ 3 次。

功用：祛脂清热，杀虫止痒。

主治：脂溢性皮炎。

㉑ 雄黄洗剂

处方：雄黄 9g，百部 15g，苦参 15g，川椒 9g，月石 9g。

用法：上药加水适量，煮沸去渣，趁温热洗患处，每日 2 ～ 3 次，每次 20 ～ 30 分钟。

功用：杀虫祛风清热，杀虫止痒。

主治：疥疮。

㉒ 复方葛根水洗剂

处方：干葛根、香白芷各 60g，厚朴 30g，防风 15g。

用法：上药共研细末，布包加水适量，浓煎取汁，熏洗患处。

功用：收敛祛臭。

主治：腋臭。

㉓ 复方艾柏洗液

处方：陈艾 15g，黄柏 20g，百部 20g，菊花 15g，防风 15g，藁本 15g，蔓荆子 15g，荆芥 9g，薄荷 9g，藿香 9g，桔梗 15g，地肤子 15g，青矾 10g。

用法：将上药用布包加水适量，煮沸取汁，熏洗头部，每日 1 次，每次 10 ～ 20 分钟。

功用：清热除湿，疏风止痒。

主治：斑秃。

㉔ 蛇床子汤

处方：蛇床子、威灵仙、当归尾各 25g，缩砂壳 15g，土大黄、苦参各 25g，老葱头 9 根。

用法：上药加水，煮汤去渣，趁热先熏后洗，每日 2 ～ 3 次。

功用：活血通络，清热除湿，祛风止痒。

主治：阴囊湿疹。

㉕复方乌菊洗剂

处方：马齿苋 30g，野菊花 30g，蒲公英 30g，金钱草 30g，土茯苓 30g，桑树枝 100g。

用法：上药加水适量，煎汤去渣，熏洗患处。

功用：清热解毒，除湿止痒。

主治：急性湿疹。

㉖香砂洗剂

处方：香樟木 30g，蚕砂 30g，苏叶 30g，威灵仙 30g。

用法：上药加水适量，煮沸去渣，熏洗患处。

功用：清热通络，疏风止痒。

主治：荨麻疹。

㉗止痒洗药

处方：蛇床子、地肤子、苦参、黄柏、鹤虱各 15g，蜂房、生大黄、生杏仁、枯矾、白鲜皮、大枫子、朴硝、蝉蜕、丹皮各 9g。

用法：上药加水适量，煮沸过滤，趁热熏洗患处，每日 1 次，每次约 30 分钟。

功用：清热解毒，活血通络、疏风止痒。

主治：银屑病、阴痒、肛门瘙痒症、二阴白斑。

㉘复方急性子洗剂

处方：急性子 9g，石菖蒲 9g，艾叶 15g，生川乌 9g，独活 15g，麻黄 9g，桔梗 9g，羌活 9g，透骨草 9g。

用法：上药加水适量，浓煎取汁，趁热熏洗患处，每日 20～30 分钟，每日 2～3 次。

功用：活血通络，疏风解表，祛腐止痛。

主治：鸡眼。

㉙复方苦楝子洗剂

处方：苦楝子 60g，紫草 30g，乌梅 20g，白及 15g，马勃 10g，明矾

15g，地骨皮 30g。

用法：上药加水适量，煮沸去渣，熏洗患部，每日 1 ~ 2 次，每次 30 分钟。

功用：清热解毒，祛腐通络。

主治：手足皲裂。

㉚复方绿菊洗剂

处方：绿豆 15g，冬瓜仁 15g，土茯苓 15g，扁豆 10g，桑白皮 15g，黄菊 15g，凌霄花 15g，浮萍 10g，防风 10g，荆芥 10g，生地黄 10g，白芷 10g。

功用：清热解毒，祛风除湿。

主治：化妆品性皮炎。

（2）妇科

①复方蛇床子冲洗液

处方：蛇床子 15g，明矾 10g，苍术 15g，黄柏 15g，甘草 12g，石榴花 30g，贯众 15g。

用法：上药加水适量，煎汤去渣，候温熏洗，冲洗阴道。

功用：清热解毒，收敛除湿。

主治：带下病、子宫颈炎。

②复方五倍子洗剂

处方：五倍子 15g，乌梅 15g，炒枳壳 15g，金银花 15g，黄柏 15g，蛇床子 15g，甘草 10g。

用法：上药加水适量，煎汤，先熏后洗患部。

功用：清热解毒，收敛固脱。

主治：子宫脱垂、直肠脱垂。

③复方蓖麻叶洗剂

处方：鲜蓖麻叶 250g，三枝 15g，大葱适量。

用法：上药加水适量，煎汤，先熏后洗乳房。

功用：活血通络，芳香开窍。

主治：乳汁不足。

④复方荆芥洗液

处方：荆芥 35g，紫苏 35g，艾叶 35g，香葱 15 根。

用法：上药加水适量，煎汤，先熏后洗。

功用：疏风开窍。

主治：产后小便不通。

（3）男科

①阳痿洗剂

处方：蛇床子（炒令焦黄色）、蜂房（烧令烟尽为度）各 62g，零陵香、藿香各 31g，研为散备用。

用法：每天睡前，取散 18g，加水 300mL，煎后，趁热淋洗阴茎、外阴部，每日 1 次，15 天为一个疗程。

功用：壮阳通络。

主治：阳痿。

②早泄洗剂

处方：蛇床子、生地黄、五倍子各 15g，川椒、明矾各 10g，黄柏 12g。

用法：上药水煎，趁热洗以龟头为主的外阴部，每天睡前 1 次，15 次为一疗程。以后每于房事前用一次至痊愈。

功用：滋阴降火，补肾通络。

主治：早泄。

③复方茴香汤

处方：大茴香、乳香、没药、当归各 15g，败酱草、苦参各 20g，红花、龙胆草、黄柏各 10g。

用法：上药煎汤，熏洗会阴部或坐浴，每日 2 次，每次 20 ~ 30 分钟，15 次为一疗程。

功用：清热解毒，活血通络。

主治：前列腺炎。

④橘红洗剂

处方：橘叶 15g，红花 10g，鱼腥草 60g。

用法：上药煎水，熏洗阴囊，每日 1～3 次，每次 15～20 分钟。

功用：清热解毒，活血通络。

主治：睾丸炎。

⑤复方黄柏洗剂

处方：黄柏 15g，苦参 20g，百部 15g，土槿皮 15g，地肤子 15g，蛇床子 15g，五倍子 15g，黄药子 10g，硼砂 6g，玄明粉 6g，鱼腥草 15g。

用法：上药煎水熏洗，每日 2 次，每次 15 分钟。

功用：清热解毒，除湿止痒。

主治：阴囊湿疹。

⑥祛瘀洗剂

处方：落得打 10g，红花 10g，生半夏 10g，骨碎补 10g，甘草 5g，葱须 15 根。

用法：水两碗，煎滚，加醋 50g，再煎滚熏洗患处，每天 3～4 次，每次 15 分钟。

功用：活血化瘀，通络止痛。

主治：阴囊、睾丸血肿。

⑦散郁洗剂

处方：金铃子 15g，荔枝核 15g，橘叶 15g，橘核 15g，丹参 15g，当归 15g，川芎 10g，夏枯草 15g。

用法：水煎熏洗患部，每天 1～2 次，每次 15～20 分钟，10 次为一疗程。

功用：养血活血，行气散结。

主治：附睾郁结症。

⑧复方参芪洗剂

处方：丹参 30g，黄芪 30g，鸡血藤 30g，小茴香 10g，红花 10g，羌活

10g。

用法：上药煎水，熏洗患部，每日 2 次，每次 30 分钟，15 次为一个疗程。

功用：摄血化瘀。

主治：精索静脉曲张（筋痛、筋疝）。

⑨消结洗剂

处方：落得打 30g，红花 10g，夏枯草 30g。

用法：上药煎汤，熏洗患处，每日 2 次，每次 15 ～ 30 分钟。

功用：活血散结。

主治；阴茎硬结症。

⑩血精洗剂

处方：苦参 20g，黄柏 10g，当归 15g，败酱草 20g，红花 10g，蒲公英 30g。

用法：上药煎水，熏洗会阴部，同时坐浴，每日 1 ～ 2 次，每次 15 ～ 30 分钟，10 次为一疗程。

功用：清热解毒，活血化瘀。

主治：精囊炎、血精。

（4）肛肠科

①消炎洗散

处方：苦参 30g，大黄 30g，紫草 15g，地肤子 15g，蛇床子 15g，芒硝 15g，白矾 15g，黄柏 15g，夏枯草 15g，石菖蒲 15g，五倍子 15g，陈艾 15g，甘草 15g，细辛 12g。

用法：上药煎水坐浴，每日大便后熏洗肛门，每次 15 ～ 20 分钟。

功用：清热解毒，收敛止血。

主治：肛门炎性疾患、炎性外痔、肛周脓肿、肛肠疾患术后。

②祛痒洗散

处方：苦参 30g，大黄 30g，紫草 15g，地肤子 15g，蛇床子 15g，白鲜皮 15g，百部 15g，川椒 15g，赤石脂 30g，石菖蒲 15g，荆芥 15g，防风 15g，白芷 15g，薄荷 15g，甘草 15g。

用法：上药煎水，熏洗患部。

功用：清热解毒，疏风止痒。

主治：肛门瘙痒症、肛门湿疹、阴囊湿疹、阴部瘙痒。

③化瘀洗散

处方：苦参 30g，大黄 30g，紫草 15g，红花 15g，鸡血藤 30g，夏枯草 15g，五倍子 15g，芒硝 15g。

用法：上药煎汤，每日大便后，熏洗患部，每次 15～20 分钟。

功用：清热解毒，活血化瘀。

主治：血栓性外痔、肛门肿痛。

（5）儿科

①洗脚疗法

处方：鬼针草 60g，茜草 45g。

用法：上药煎汤倒入桶内，熏洗患儿双脚，每天 3～6 次，每次 10 分钟。

功用：清热除湿。

主治：小儿腹泻。

②复方河柳洗剂

处方：西河柳、麻黄、浮萍各 15g，鲜芫荽 100g。

用法：将上药煎汤至沸，再加白酒 200g 煎煮，使蒸汽散发于室内，先以热气熏蒸约 20 分钟，然后用热药水洗全身。

功用：疏风透疹。

主治：麻疹。

（6）眼科

①防风汤

处方：防风（去叉）、秦皮（去苗叶）、甘菊花各 60g，栀子仁、葳蕤仁（水浸去皮）、玉竹各 15g，竹叶 1 握，川大黄 30g。

用法：上药细锉令匀，每用 30g 水煎，温后洗患处每日 1～2 次，洗后避风。

功用：清热解毒，疏风祛瘀。

主治；眼睑炎性水肿。

②艾连洗剂

处方：艾叶、黄柏各大等份，黄连、车前子各中等份，枯矾小份。

用法：以布包煎水，趁热熏洗，每日 3 次。

功用：清热解毒，疏风止痒。

主治：睑缘炎（烂弦风、黏眵、风痒等症）

③洗眼蕤仁汤

处方：蕤蕤仁、秦皮（去粗皮）、防风（去叉）各 30g，菊花、栀子仁、蕤蕤各 15g，竹叶 2 握。

用法；上药细锉，水煎去渣，过滤，趁热熏洗患眼，每日 3 次，煎药忌用铁器，痛止则不再用药。

功用：疏风清热，消炎止痛。

主治：倒睫。

④清上止痛熏目方

处方：甘菊花 6g，桑叶 6g，薄荷 3g，赤芍 10g，芜蔚子 6g，炒僵蚕 6g。

用法：上药水煎，熏洗患目。

功用：疏风清热，活血止痛。

主治：目中白睛红丝不尽，视物迷蒙。

⑤复方秦皮洗眼方

处方：秦皮、黄连（去须）、细辛、黄柏各 60g，青盐 30g。

用法：上药细锉，水煎过滤去渣，温热后熏洗眼，每日 2～3 次，洗后避风。

功用：清热解毒，通络止痛。

主治：眼目无时涩痛（慢性结膜炎）。

⑥清光洗剂

处方：当归、生地黄各大份，小茴香中份，甘草、樟脑各小份。

用法：上药布包水煎，取汁，趁湿热熏洗，每日3次。

功用：滋阴养血，清热凉血。

主治：慢性结膜炎（赤脉纵横及梅毒眼）。

⑦沙眼洗剂

处方：透骨草60g，地骨皮、地肤子、白蒺藜各30g，石菖蒲24g，秦皮、黄柏、当归各15g，黄连10g。

用法：上药共入凉水，煎沸过滤去渣，闭目洗眼，每日数次，每剂洗3天。

功用：清热解毒，疏风通络。

主治：沙眼。

⑧复方五倍子洗眼剂

处方：五倍子、蔓荆子（去蔓）各30g，秦皮15g。

用法：上药共研为细末，每次用10g，以水一大碗煎汤，滤去渣，熏浴，淋洗，每日1～2次。

功用：疏风清热止痒。

主治：目赤风痒。

⑨复方龙胆草熏洗剂

处方：龙胆草、秦皮、红花、生地黄各等分。

用法：上药水煎，过滤去渣，熏洗及热敷患眼，每日3次，每次半小时。

功用：清热除湿，滋阴活血。

主治：浅层或深层前巩膜炎。

⑩柴胡薄荷熏洗剂

处方：柴胡10g，薄荷10g。

用法：上药煎汤，过滤去渣，熏洗患眼，每日3次。

功用：疏风清热。

主治：树枝状角膜炎、角膜基质炎、虹膜睫状体炎。

（7）内科

①坐骨神经痛熏洗方

湿热型处方：苍术、黄柏、川牛膝、桔梗、忍冬藤、豨莶草、海桐皮、防己各 12g，桑枝 20g，蚕砂 30g。

虚寒型处方：独活、桑寄生、秦艽、防风、当归、赤芍、桔梗、怀牛膝、没药、乳香、川乌各 12g，川芎、细辛各 9g，桂枝 15g。

外伤型处方：当归、赤芍、桃仁、没药、乳香、杜仲、续断、牛膝各 12g，细辛、川芎各 9g，红花 10g。

用法：根据病性选方用药，加水适量煎汤，趁热先熏，后洗患肢半小时，每天 1 ～ 2 次，连用 3 天。

功用：随方而异，清热除湿，祛寒通络，活血化瘀。

主治；坐骨神经痛。

②外感熏洗方

处方 1：生姜、葱白、核桃叶（或柳枝）、细茶、黑豆各等量。

处方 2：麻黄 9g，桂枝 6g，杏仁 9g，甘草 3g。

处方 3：荆芥 9g，防风 9g，柴胡 9g，前胡 9g，川芎 9g，枳壳 9g，羌活 9g，独活 9g，茯苓 9g，桔梗 9g，甘草 4g。

用法：选用任意方，将药煎汤倒入盆内，趁热将头面置盆上方，先熏后洗，每日 1 次。

功用：疏风解表。

主治：风寒型感冒。

③熏洗消胀疗法

处方：芒硝、大黄、甘遂、牵牛子各 20g。

用法：将上药煎汤 2000mL，待至 40℃时倒入盆内，趁热熏二阴和小腹，待水温可洗时再坐入盆中浴洗，每日 2 次，10 次为一疗程。

功用：清热利水消胀。

主治：鼓胀。

④复方鹅不食草外洗方

处方：鹅不食草 60g，大风艾 30g，樟树叶 500g，生姜 60g。

用法：上药用水煎汤，趁热熏洗患肢，每天 1 ~ 2 次。

功用：活血通络。

主治：脊髓灰质炎后遗症。

（8）外科

①祛毒汤

处方：瓦松、马齿苋、甘草各 15g，五倍子、川椒、防风、苍术、枳壳、侧柏叶、葱白各 9g，芒硝 30g。

用法：上药放入盆内，加水煎煮，先熏后洗患部，每日 1 ~ 2 次，每次 20 ~ 30 分钟。

功用：清热解毒，疏风止痒。

主治：肛瘘所致瘙痒、潮湿。

②脱肛洗剂

处方：明矾 30g，石榴皮 15g，五倍子 15g，生百部、土大黄、诃子、赤石脂各 15g。

用法：上药放入盆中，加水煎煮取液，先熏后洗，早晚各 1 次，每次 20 分钟。

功用；收敛固脱。

主治：脱肛。

③冻伤外洗方

处方：干辣椒、白茄秸、干姜、大蒜秆适量。

用法：上药加水共煎汤，洗患处。

功用：祛寒活血通络。

主治：小面积冻伤。

（9）骨科

①骨折熏洗剂

处方：宽筋藤 30g，台勾藤 30g，忍冬藤 30g，王不留行 30g，刘寄奴 15g，防风 15g，大黄 15g，荆芥 10g。

用法：上药煎水，熏洗患处。

功用：活血通络，舒筋止痛。

主治：骨折临床愈合期或解除外固定用。

②复方桃仁泥洗剂

处方：桃仁泥 16g，乳香 16g，没药 16g，红花 13g，羌活 25g，独活 25g，防己 32g，苏木 32g。

用法：上药煎水，熏洗患部，每日 1～2 次，每次 20～30 分钟。

功用：活血通络，消瘀止痛。

主治：软组织损伤。

③跟痛熏洗剂

处方：透骨草 30g，寻骨风 30g，独活 15g，乳香 10g，没药 10g，血竭 10g，老鹳草 30g，黄蒿 20g。

用法：上药煎水，熏洗患处，每日 2 次。

功用：活血通络，疏风止痛。

主治：跟痛症。

④复方防风洗剂

处方：防风、独活、狗脊、巴戟天、胡芦巴、桂枝各 100g，当归 15g，川芎 30g，鸡血藤 40g，川续断 120g，赤芍 60g，川牛膝 150g。

用法：上药加水浓煎，先熏后洗患部，每日 2～3 次。

功用：疏风除湿，温阳散寒，活血通络。

主治：慢性风寒湿性关节炎。

5.浸渍法

浸渍法是将药物制成溶液，将纱布或棉花等物浸透浸敷患部，或将患部直接浸入药液中而达到治疗目的的方法，临床应用亦相当广泛。现举例说明。

（1）浸渍利尿方

处方：猪胆 2 枚。

用法：先用热酒调服其中 1 枚，用另一枚连汁笼于阴头浸渍，一般 1 ~ 2 小时小便自通。

功用：清热利尿。

主治；尿潴留。

（2）复方大黄浸渍汤

处方：大黄朴硝、明矾各等分。

用法：上药煎汤，趁温浸洗患指，每日 2 ~ 3 次，每次 15 分钟。

功用：清热解毒。

主治：甲沟炎。

（3）复方地龙液

处方：鲜地龙 10 条，白糖 50g。

用法：将鲜地龙洗净放于碗内，撒上白糖，化水贮瓶内备用。用时用 6 ~ 8 层纱布浸药液浸敷患处，每 3 ~ 5 小时 1 次。

功用：清热止痛。

主治：带状疱疹。

（4）苎麻根液

处方：苎麻根适量。

用法：上药煎水，浸湿纱布，湿敷患处，每 3 ~ 5 小时换药 1 次。

功用、主治：同上。

（5）复方路路通水洗剂

处方：路路通、苍术各 60g，百部、艾叶、枯矾各 15g。

用法：上药加水适量，浓煎取汁，用 4 ~ 5 个纱布浸布浸药，冷敷患处每日 3 次。

功用：清热除湿，收敛止痒。

主治：接触性皮炎、神经性皮炎。

（6）苦参湿敷剂

处方 1：苦参 31g，蛇床子 31g，苍耳子 31g，川椒 3g，雄黄 3g，白矾 3g。

处方 2：苦参 62g，苍术 15g，黄柏 15g，白鲜皮 6g，山豆根 12g，冬桑叶 31g。

用法：上药任选一方，加水浓煎取汁，用纱布 5 ~ 6 层浸药液，湿敷患处，每次 20 分钟，每日 1 ~ 2 次。

功用：清热解毒，疏风除湿。

主治：急性湿疹。

（7）复方蛇床子湿敷剂

处方：蛇床子 30g，木贼草 20g，香附 12g，苍耳子 12g，狼毒 6g。

用法：上药加水适量，浓煎取汁，湿敷患处。

功用：疏风除湿，杀虫止痒。

主治：阴囊、外阴湿疹。

（8）复方大黄地榆洗方

处方：生大黄、生地榆、车前子、黄柏各 50g，徐长卿 50 ~ 100g。

用法：上药布包加水 1 ~ 2kg，煎汤去渣，用 5 ~ 6 层纱布浸药湿敷患处，每日 2 ~ 3 次，每次约 30 分钟。

功用：清热解毒，除湿止痒。

主治：急性、亚急性湿疹。

（9）金主绿云油

处方：蔓荆子、南没食子、诃子肉、踯躅药、白芷、沉香、附子、防风、覆盆子、生地黄、零陵香、芒硝、旱莲草、丁香树皮各等分。

用法：上药共研细粉，每次用 9g，再入卷柏粉，用芝麻油 25g 泡药，密封 7 天，过滤去渣备用。梳头时，将油倒手心涂头顶，并按摩头皮发热，使药渗透毛窍。

功用：黑发、生发、美发。

主治：白发、脱发、发枯。

肛门直肠坠胀疼痛的病因与处理

肛门直肠坠胀、疼痛为肛肠科临床常见的症状，在临床可以单一发生或仅为坠胀不适，或疼痛不适，也可同时有坠胀疼痛不适。徐教授对其病因与处理有独到的认识。

一、病因

肛门直肠坠胀疼痛可由于肌管直肠本身的器质性病变而发生，也可以因相邻脏器的病变所致，还可能是纯功能性的不明原因所致。其病因复杂，治疗难度也较大，甚至经治不愈，临床中应予高度重视。所以在诊治中，既要注意肛管直肠本身的病变，又要考虑到邻近脏器有无病变，不仅要着眼于肛肠科的范围，还要考虑到骨科、妇科、泌尿外科、普外的疾病。在全面考虑，仔细检查，排除相关疾病的情况下，各项检查和体征均为阴性时，始可作出功能性肛门直肠坠胀疼痛或神经官能症的诊断。

肛门直肠坠胀疼痛可以为多系统、多脏器病理变化的反映，这与其解剖位置和神经分布特点密切相关。从解剖位置上讲，肛管直肠位于人体下部盆腔内，后为骶尾部，前为会阴、泌尿生殖系统（男性为尿道、前列腺等；女性为子宫、卵巢、阴道）、膀胱、尿道等。从神经分布看，分布于直肠的神经分交感神经和副交感神经。前者由骶前神经（即上腹下丛）和盆丛（即下腹腔下丛）而来，分布到直肠、肛门内括约肌、膀胱和外生殖器；后者由骶神经而来，组成盆丛，随直肠下动脉搏动分布到直肠膀胱、阴茎、阴蒂和肛门内括约肌。分布于肛管和肛门周围皮肤的神经，一方面由骶神经节和盆丛而来，分布于肛管、肛门周围皮肤内的腺体、血管和皮肤。另一方面由骶2、3、4、5神经和尾神经而来，合成肛门神经，分布于齿线下部肛管、肛门的周围皮肤，外括约肌和肛提肌、会阴部和阴囊皮肤；阴部神经支配尿道括约肌，与肛门神经密切相连，骶3、4神经又分布到膀胱、前列腺、尿道、子宫和阴道；肛门神经又与股后支神经和坐骨神经相关联，由于这些神经的关联，所以肛门直肠的疾病可以引起泌尿生殖系统或盆腔骶部反射性功能紊乱，发生腰部、骶部、髂部、腹部的疼痛等症状。反过来，这些部分的病变也会引起肛管直肠的症状。

中医学认为人是一个整体，人体皮肉、筋骨、经脉与脏腑息息相关，以五脏为中心，以经络通连内外，即以经络网络全身各部，内连五脏六腑，外连关节、肌肉、皮毛，将脏腑和肢体连成一个有机的整体。身体一旦发生疾病，局部的可以影响全身，全身的也可显现于某一局部；内部可以牵连及外，外部的也可传变于内。脏腑经络之间的病症都可以互相传变而相互影响，这都是经络的作用。而肛门直肠虽处于小腹盆腔，属于大肠，但也因经络的联络与自身脏腑体表相关联，因此，肛门直肠的坠胀疼痛也可以是身体其他部位的病变反应，由此影响到身体其他部位而发生病变出现症状。

二、处理

1. 对器质性病变导致肛门直肠坠胀疼痛者，针对其疾病的治疗原则进行治疗。如肛瘘、肛周脓肿、痔疮、直肠息肉、直肠炎、子宫肌瘤、前列腺炎、尿道炎、阴道炎、子宫颈糜烂、肛窦炎、尾骨骨折、直肠前突、直肠肿瘤等，首先将其治好和消除原发病症。

2. 对功能性或原发病症已经治愈，但仍有肛门直肠坠胀疼痛者，一定要消除患者的紧张情绪，解除思想负担，然后可酌情选用如下方法治疗。

（1）热浴疗法　用40℃温热盐水或中药煎汤坐浴每日1～3次，每次15～20分钟，常用中药：苦参60g，大黄60g，紫草15g，鸡血藤60g，芒硝15g，石菖蒲30g，陈艾15g，细辛15g，夏枯草15g，五倍子30g，甘草15g，煎水1000～2000mL，先熏后浴洗。也可用中药煎汤洗澡。

（2）敷药疗法　在肛管、直肠内或骶尾部，用中药膏外敷以清热解毒、活血化瘀、止痛消肿。如肛管内涂消炎止痛膏，外敷金黄散和活血散混合药，直肠内涂痔疮宁栓、太宁栓、肛泰栓等均可缓解症状。

（3）针灸按摩疗法　可选用长强、腰俞、环跳、委中、足三里、三阴交、八髎、腰眼、肾俞、会阴等穴针刺或用艾条外灸治疗。或做局部按摩和肛管直肠内按摩。

（4）物理疗法　可用 TDP 灯，或红外理疗器照射会阴、肛门、骶尾部、腰骶部，或用激光照射骶尾部，每日 1 次，每次 8 分钟，也可用川乌、草乌、干姜等中药与河砂同炒热后，用布包热熨骶尾部、腰骶部、小腹、会阴、肛门等部位。

（5）封闭疗法　可用 0.25% 布比卡因 10mL ＋强的松龙 50mg ＋维生素 B_{12}100μg ＋维生素 $B_6$100mg 做痛点和穴位封闭，穴位封闭一般选用长强、腰俞、腰奇、会阴穴。

（6）灌肠疗法　用 40g 生理盐水或中药煎汤洗肠和保留灌肠，每日 1 ～ 2 次。

（7）药物治疗

①西药治疗：根据患者的具体情况可适当选择调节植物神经的药物或镇静和抗抑郁药物，如谷维素、复合维生素 B、安定等，必要时可给予镇痛药物对症治疗。若为自发性肛门直肠痛，可吸入硝酸异戊脂，舌下含服硝酸甘油片；有肠道或尿路感染者，应予抗感染等治疗。

②中医辨证施治：肛门直肠坠胀疼痛除因一些可治的器质性病症造成者外，对功能性和部分器质性病症导致的坠胀、疼痛治疗一般都较困难，因此医者要有充分的思想准备，要对病人作好耐心的解释工作，争取其良好的合作。在选择采用上述方法治疗的同时，可以进行中医辨证施治，有些可以收到良好的疗效，现将临床常见的几种证型列举如下：

心脾两虚：症见心悸健忘，失眠多梦，纳少，腹胀便溏，乏力，肛门坠胀或隐痛，面色萎黄，妇女月经量多色淡，舌淡苔白，脉细弱。治宜补益心脾，方用归脾汤加减。常用党参 15g，当归 10g，黄芪 35g，炒酸枣仁 15g，远志 6g，炒白术 15g，茯苓 15g，五味子 15g，阿胶（烊化）10g，厚朴 10g，甘草 6g。

肝肾阴虚：症见五心烦热，头晕目眩，健忘失眠，胁痛耳鸣，口燥咽干，或颧红盗汗，腰膝酸软，肛坠或前后二阴灼热疼痛，舌红少苔，脉细数。治宜滋补肝肾，方用杞菊地黄丸加减。常用枸杞 15g，菊花 15g，熟地黄 15g，山茱萸 15g，山药 15g，丹皮 10g，泽泻 10g，地骨皮 15g，知母 10g，黄柏 10g。

肝血不足：症见面色无华，眩晕耳鸣，多梦目涩，视物模糊，肛坠肢麻，筋脉拘急，月经量少或经闭，舌淡脉细。治宜滋养肝血，方用补肝汤加减。常用当归 10g，白芍 15g，川芎 10g，熟地黄 15g，炒酸枣仁 15g，木瓜 15g，麦冬 15g，甘草 6g。

中气下陷：症见少气懒言，头晕目眩，乏力自汗，纳少腹胀，脘腹重坠，肛坠胀痛，便意频数，舌淡苔薄白，脉细。治宜益气举陷，方用补中益气汤加减。常用黄芪 35g，党参 15g，当归 10g，陈皮 10g，升麻 12g，柴胡 12g，炒白术 15g，甘草 6g，建曲 10g，五味子 15g。

湿热下注：症见肛坠腹痛，里急后重，腹泻或便秘，肛门灼热。小便短赤或黄，或尿急尿频尿痛。或脘腹痞闷，肢重乏力。舌红，苔黄白厚腻，脉滑数。治宜清热利湿，方用三仁汤和甘露消毒丹加减。常用薏苡仁 15g，白蔻仁 15g，杏仁 10g，茵陈 15g，藿香 15g，连翘 12g，黄芩 12g，厚朴 10g，通草 6g，法半夏 10g，六一散（包煎）15g，葛根 15g，半枝莲 15g。

学术传承

川派中医药名家系列丛书

徐廷翰

　　1978 年四川省中医研究所由成都中医学院（现成都中医药大学）附属医院内抽调人员组建成立，1985 年成立四川省中医药研究院，但是作为具有中医和中西医结合特色的肛肠科则被忽略。为了填补这一空白，1988 年下半年，院人事处刘先源处长邀请在成都中医药大学附属医院肛肠科工作的徐廷翰教授到研究院组建肛肠科。经再三考虑，并在刘处长的极力推荐和支持下，1990 年 4 月徐教授正式调入四川省中医药研究院中医研究所作为肛肠科主任筹备组建肛肠科。建科以来，在科主任徐教授的带领下，全科同志团结奋斗、艰苦努力，从无到有，最终建立起了一个三级甲等省级中医重点专科，成为省内具有一定影响的科室。成立之初，徐教授就注意加强自身队伍的建设。在省中医局和院所领导的关怀下，从省外和成都中医学院应届毕业生中选拔优秀人才充实科室队伍，为促进科室的发展起了积极作用，培养了大批专业技术骨干人才，还为川大华西医院输送专科学术带头人才，提高了科室声誉。

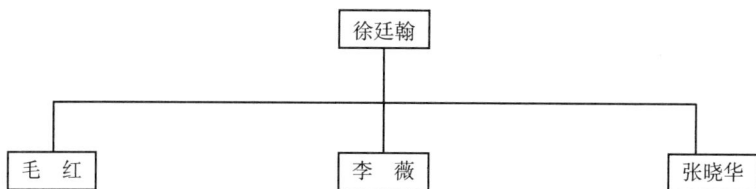

学术传承图

毛 红

　　在徐廷翰教授众多的学生中，毛红主任自 1989 年 6 月从成都中医药大学医学系毕业后，被分配到四川省第二中医医院工作，就一直跟随徐廷翰教授学习。2007 年成为"四川省名中医工作室"徐教授的弟子正式跟师学习；2008 年 9 月有幸被国家中医药管理局批准成为第四批全国老中医药专家学术经验工作继承人，成为徐廷翰教授的学术经验继承人，系统学习名老中医的理论和经验。从师以来，她认真学习徐教授的临床经验，继承手术方法。特别是应用补中益气汤、四君子汤合三仁汤加减方、中药熏洗、中药换药对肛肠科手术后病人进行中医调理治疗，很好地解决了病人术后疼痛问题，提高了病人术后生活质量，并同时开展运用中药保留灌肠、中药穴位贴敷治疗慢性肠炎的研究工作。

毛红现为主任中医师，医学硕士，硕士生导师。第三批全国优秀中医临床人才，第四批全国老中医药专家学术经验继承人，四川省第二中医医院肛肠科主任，中国中西医结合学会大肠肛门病专业委员会常务委员，中华中医药学会肛肠专业委员会常务理事，全国中医药高等教育学会临床教育研究会肛肠分会常务理事兼副秘书长，四川省中西医结合学会大肠肛门病专业委员会副主任委员，四川省医师协会肛肠科专委会副主任委员，四川省中医药学会青年中医药研究会副主任委员，第十批四川省学术和技术带头人后备人选，四川省中医药管理局学术和技术带头人，成都市医学会医疗事故技术鉴定专家库成员，"中国肛肠网"第一届编委会常务编委，世界中医药联合会肛肠病专业委员会理事，局、市师承工作合作项目指导老师。

作为肛肠科的学科带头人，从事中西医结合肛肠专业医疗、教学、科研工作26年，具有深厚的理论知识和丰富的临床经验，全面掌握了肛肠常见病、多发病及疑难病的诊治，对肛肠科的复杂重症，如高位复杂性肛瘘、环状混合痔、肛周高位复杂性脓肿等的处理得心应手。

在国家级核心期刊上发表论文30多篇。参与编写了《中国痔瘘诊疗学》《中西医结合医学学科发展报告》等8部著作；多次参加国际、国内及四川省学术交流会并作大会专题报告。作为主研参加省级课题25项，其中9项作为课题负责人，省级课题"腰奇穴麻醉在肛肠科手术中应用的临床研究"课题分别获得2015年中国中医药研究促进会科学技术进步奖三等奖1项和2010年四川省科技进步三等奖1项，通过成果鉴定1项，并获国家专利1项（专利号：ZL 2010 1 0113970.4），该技术目前居国内领先水平。带教培训进修生累计 300 余人，2011 年荣获中国中西医结合学会颁发的首届中西医结合优秀青年贡献奖，同时获得"全国中医肛肠学科名专家"称号。2012 年获优秀共产党员称号。2013 年分获第四批全国老中医药专家学术经验继承工作优秀继承人，四川省卫生厅厅直机关医德模范称号。在国内外肛肠专业的医疗、教学、科研、学术等领域拥有一定的知名度。

李　薇

硕士，副主任中医师，现任中华中医药学会肛肠分会理事会理事、中国中西医结合学会大肠肛门病专业委员会"炎症性肠病专家组"委员、四川省医师协会肛肠医师专科委员会委员、四川省中西医结合学会大肠肛门病专业委员会委员。2003 年 6 月硕士毕业于成都中医药大学，随即到四川省中医药研究院中医研究所肛肠科（四川省中医药管理局重点专科）工作，跟随肛肠科主任徐廷翰教授进行临床、科研等工作。2007 年，经四川省中医药管理局批准，成为徐廷翰名中医工作室首批继承人之一。在 3 年的跟师学习过程中，继承了徐教授的学术思想，掌握了徐教授创制的基本无痛手术方法及腰奇穴麻醉等特色技能，并能灵活应用徐教授创制、改进的治疗肛肠病的多种手术方法及专科临床系列用药，擅长诊疗多种肛肠疾病，如痔疮、肛瘘、肛裂、肛周脓肿、肛门瘙痒、肌门湿疹、肛乳头瘤、肠炎、便秘、脱肛、腹泻等，善于应用中医药，疗效良好，倡导无痛微创手术，术后痛苦少，恢复好。并曾于中国中医科学院广安门医院进修学习。

作为主研参加省级课题 17 项，其中作为课题负责人 3 项。在国家核心期刊发表论文 10 余篇。

张晓华

中西医结合主任医师，医学硕士。四川省中医药管理局第三批学术技术带头人后备人，第四批全国老中医药专家学术经验继承人，四川省基本药物专家库专家，成都市医疗事故鉴定委员会专家，成都市科技计划项目评审专家，四川省新药评审专家成员，四川省中医外科、皮肤科专委会委员，四川省医学与美容专业委员会委员。先后在成都市第三人民医院、四川大学华西医学中心附一院、第三军医大学附属新桥医院进修学习。

作为皮肤美容学科主任医师，从事中西医结合外科医疗、教学、科研工作25年，具有深厚的理论知识和丰富的临床经验，全面掌握了中医外科常见病、多发病及疑难病的诊治，擅长运用中西医诊疗技术治疗各种皮肤性疾病，如痤疮、扁平疣、色斑、湿疹、荨麻疹、手足癣、带状疱疹、白癜风、银屑病、神经性皮炎等疾病，开展中医美容及微创美容技术。

在国家级核心期刊上发表论文16篇，作为副主编参与编写了《火针治疗难治性皮肤病》专著一部；多次参加国内及四川省学术交流会，作为主研参加省级课题5项，带教培训进修生实习生累计100余人。2011年度获得医圣杯全国优秀医务工作者，2013年获得农工民主党四川省芦山抗震救灾先进个人。

论著提要

川派中医药名家系列丛书

徐廷翰

《中西医结合肛肠病学研究进展》

　　该书概述了本专业三年来中西医结合肛肠病诊治的研究进展。包括：以中医为主、中西医结合研创的治疗痔疮的药物（芍倍注射液）和中药植入剂（痔康泰植入剂）的研究，填补了国际应用中药植入剂治疗痔疮的空白；结合中医的经络系统理论和西医麻醉理论创制了腰奇穴麻醉法和穴位封闭止痛法，用于肛肠科手术麻醉和术后止痛，解决了肛肠病的术后剧痛问题；再次革新了治疗复杂性肛瘘的手术方法，在挂线多个小切口的引流术的基础上，选择性地采用黏膜肌瓣下移封闭内口多个小切口药线引流术治疗复杂性肛瘘，提高了疗效（一次手术治愈率96.4%），保护了肛门功能，充分体现了微创的治疗原则；根据痔病的新概念，引进了痔动脉结扎术，改进了痔的套扎部位，采用痔核上端黏膜套扎和痔核体套扎相结合的两点套扎法，较好地保护了肛垫；对便秘的病因病机有了进一步的认识和了解，在治疗上更加理智，趋于中西医结合的综合疗法（包括生活习惯、饮食结构、心理治疗、针灸按摩、体育锻炼、选择性的药物治疗和必要的手术疗法等），对便秘选择手术治疗更加谨慎、理性化和人性化。同时更新和引进了一些相关的手术和治疗方法，如治疗直肠前突的经阴道的纵切横缝术、经直肠的注射缝扎术、生物刺激反馈疗法等。

　　近三年来有标志性的进展和突破性的苗头是：北京安阿玥治疗内痔的软化剂"芍倍注射液"的问世和成都徐廷翰用痔康泰植入剂治疗内痔的研制填补了国际上中药植入剂治痔的空白，为内痔的治疗开创了又一新的途径；其次是将中西医相关理论相融合创制的穴位麻醉法较好地解决了肛门术后剧痛问题，并取得了阶段性的成果。

《中国痔瘘诊疗学》

徐教授作为主编编写的《中国痔瘘诊疗学》于 2008 年 11 月由四川科学技术出版社出版。全书共分为 2 篇 35 章，以常见病为主，按病因病机、分类、症状与体征、诊断与鉴别和治疗等，用中医理论贯穿理、法、方、药进行辨证施治。再将新理论、新方法和先进的检查手段融入其中，突出通俗易懂、实用有效的特色，体现既有继承又有发扬和创新的理念，力求将传统医学理论与现代新理论相融合，尽量作到临床实用、有效，理论讲解全面系统而又深入浅出，是一本以中医为主，中西医结合，实用性强的全新的现代中医痔瘘诊疗专著。

该书是徐教授从事中西医结合肛肠专业 40 年的临床经验总结，主要介绍了他创制的无痛手术法和腰奇穴麻醉法，研制的系列专科药物和手术方法，治疗痔、肛裂、肛瘘、肛周脓肿、便秘、慢性肠炎、肛周皮肤病等肛肠常见疾病与疑难病症的诊疗经验。

他创制的用于治疗环状混合痔的翼形切缝双层注射术，治疗高位复杂性肛瘘的黏膜肌瓣内口封闭压垫多切口引流术，治疗高位多间隙肛痈的挂线多切口引流术，治疗陈旧性肛裂的皮瓣上移覆盖肛门切扩矫形术，较好地解决了国际公认的三大难治性肛病。疗效显著，特色突出。

主要参考文献

1. 徐廷翰. 便血证治初探. 中国肛肠病杂志, 1985, 5 (2): 15-16.

2. 徐廷翰. 挂线多切口引流法治疗肛周脓肿 41 例. 四川中医, 1987, 5 (8): 38-39.

3. 徐廷翰. 注射法治疗小儿直肠脱垂. 四川中医, 1989, 7 (9): 17.

4. 徐廷翰. 扶正润肠丸治疗中老年习惯性便秘 180 例. 中国医学文摘内科学分册英文 5 版, 1996, 85.

5. 徐廷翰. 中西医结合肛肠病研究新进展. 沈阳: 辽宁人民出版社: 2000, 139-194; 266-268; 443-444.

6. 徐廷翰. 化痔 (注射) 液治疗痔疮的临床研究. 大肠肛门病外科杂志, 2002, 8 (1): 35-37.

7. 徐廷翰. 大肠肛门病研究新进展. 上海: 上海中医药大学出版社, 2003, 146.

8. 徐廷翰, 欧亚龙. 中西医结合大肠肛门病研究新进展. 成都: 四川科学技术出版社, 2004, 41-45; 69-73; 96-98; 184-185; 201-203; 241-243; 352-357.

9. 曹吉勋, 徐廷翰. 中国痔瘘学. 成都: 四川科学技术出版社, 1985.

10. 李雨农, 徐廷翰. 中华肛肠病学. 重庆: 科学技术文献出版社重庆分社, 1990.

11. 金定国, 徐廷翰. 中西医结合肛肠病治疗学. 合肥: 安徽科学技术出版社, 2004.

12. 张东铭, 徐廷翰. 痔病. 北京: 人民卫生出版社, 2004.

13. 徐廷翰, 毛红. 腰奇穴麻醉在肛肠科手术中应用的临床研究. 中华医药研究杂志, 2005, 3 (11): 1-4.

14. 徐廷翰. 肛瘘的根治和肛门功能的保护. 中国现代实用医学杂志, 2006, 5 (1): 53.

15. 徐廷翰. 中国痔瘘诊疗学. 成都: 四川科学技术出版社, 2008.

16. 四川省科学技术协会, 四川省中医药管理局. 四川省博士专家论坛——中医药科技发展与创新. 成都: 四川出版集团, 2006, 137-141.

17. 徐廷翰. 肛瘘的根治和功能保护. 中国现代临床医学, 2008, 7 (3): 40-45.

18. 徐廷翰 . 黏膜肌瓣下移闭合内口引流术治疗复杂性肛瘘 83 例报告 . 中国现代临床医学，
　　2008，7（8）：16-18.

19. 徐廷翰，吴佐周，毛红，等 . 中西医结合医学学科发展报告 . 北京：中国科学技术出版
　　社，2009，141-149.

20. 徐廷翰 . 肛裂的病因与根治 . 中华临床与实用医学杂志，2009，6（11）：24-26.

21. 徐廷翰 . 黏膜肌瓣下移封闭小切口药条引流术治疗高位复杂性肛瘘操作要点和防止复发
　　的技巧 . 中华临床与实用医学杂志，2009，6（12）：29-31.

22. 毛红，唐平，李薇，等 . 肛肠疾病术后止痛的中药熏洗技术规范研究 . 现代中西医结合
　　杂志，2012，21（28）：3079-3081.

23. 毛红，唐平 . 李薇 . 中药熏洗在肛肠科术后应用的技术规范研究 . 四川中医，2012，30
　　（12）：74-77.

24. 毛红，唐平 . 肛门直肠坠胀疼痛的病因与中医治疗思路探讨 . 世界中西医结合杂志，
　　2013，8（3）：302-304.

25. 毛红 . 徐廷翰治疗便血病证经验 . 中国中医药现代远程教育杂志，2013，11（3）：
　　98-99.

26. 毛红 . 大承气汤治疗痔疮术后大便嵌塞的体会 . 中国中医药现代远程教育杂志，2013，
　　11（6）：76-77.

27. 毛红，李薇，唐平 . 徐廷翰教授中西医结合诊治肛周脓肿经验 . 内蒙古中医药杂志，
　　2013，32（10）：52-53.

28. 毛红 . 徐廷翰主任临证经验总结 . 国际中医中药杂志，2013，35（5）：477-479.

29. 毛红，唐平，李薇 . 分段横缝加肛门内括约肌部分切断术治疗环状混合痔疗效分析 . 结
　　直肠肛门外科杂志，2013，19（2）：105-107.

30. 毛红 . 肛周脓肿发病的中西医认识 . 中国中医药现代远程教育杂志，2013，11（14）：
　　138-140.

31. 毛红 . 徐廷翰教授肛周脓肿诊治五要素 . 四川中医，2013，10（31）：3-5.

32. 刘仍海 . 肛肠疾病诊疗讲座 . 北京：人民军医出版社，2013，10.

33. 张东铭 . 痔的现代概念 . 中华胃肠外科杂志，2001，（4）：1.

34. 喻德洪. 全新认识提高痔的诊治水平. 中华外科杂志，2000，（38）：12.

35. 张东铭. 痔瘘病——现代理论与实践. 大肠肛门病外科杂志，2002 增刊.

36. 史兆岐. 中国大肠肛门病学. 郑州：河南科技出版社，1985.

37. 徐廷翰. 化痔液治疗痔疮的临床研究. 大肠肛门病外科杂志，2002.

38. 王兴亚. 中西医结合肛门病研究新进展. 沈阳：辽宁人民出版社，辽宁科学技术出版社.2001.

39. 胡伯虎. 实用痔瘘学. 北京：科学技术文献出版社.1988.